# 歯科衛生士のための話せる・わかりあえるコミュニケーション事始め

阿部 恵・著

クインテッセンス出版株式会社　2007

Tokyo, Berlin, Chicago, London, Paris, Barcelona, Istanbul, Milano, São Paulo, Moscow, Prague, Warsaw, New Delhi, Beijing, and Bukarest

**まえがき**

人は人とコミュニケーションを交わしながら生活しています。この本は、歯科医院で活き活き輝く毎日を支えるコミュニケーションを探るナビゲーターです。

「痛みを止めてください」
「きちんと噛めるようにしてください」
「健診をしてください」

など、さまざまなリクエストを持って人は歯科医院に来院されます。問診表では同じリクエストの項目に丸がついたとしても、感じていることや抱いておられる思い、置かれている状況は、人それぞれ違います。

ファストフード店のカウンターで注文を求める時にかけられる言葉のように、マニュアルどおりのワンパターンな問いかけでは、来院者の『本来のリクエスト』にお応えすることはできません。特に歯科医療は、そんな仕組みになっています。来院者としっかり向き合い、その人に合ったスタイルで交わすコミュニケーションが、歯科医療の基盤を支えます。

歯科医院であなたが心通い合うコミュニケーションを実践し活躍するって、どんな感じでしょう？　あなたの歯科医院には、どんなすてきなことが起こるでしょう？

来院者との心通い合うコミュニケーションテクニックは、「望めば必ず身につくもの」です。しかし、「心から望まなければ身につかない」もの。ここが、とっても大きなポイントです。

来院者にとって『最良のパートナー』でありたい。この本は、そんなあなたに役立つ「心通い合うコミュニケーションテクニックの糸口」をご紹介します。

あなたらしいすてきな毎日へのイメージを膨らませて、心通い合うコミュニケーションの実践へ踏み出しましょう。あなたに豊かな実りがありますように。

では、ご案内いたしましょう。

**しんろう歯科医院　阿部　恵**

もくじ

# 第1部
# コミュニケーションのWHAT WHY HOW

第1部
コミュニケーションの
WHAT WHY HOW

《コミュニケーション》って、よく使う言葉だけど、それっていったい、何なのでしょう?

「会話」を意味する言葉? でも言葉をしゃべらない動物たちも、「コミュニケーションをとっている」と聞きますね。

最近になって、私たち歯科の現場でも『コミュニケーションが重要』とささやかれ始めました。

第一部では、

**第一章　コミュニケーションって、なんでしょう?〈WHAT〉**

**第二章　歯科診療では、なぜコミュニケーションが重要なのでしょう?〈WHY〉**

**第三章　歯科診療には、どんなコミュニケーションが望ましいでしょう?　〈HOW〉**

この三つのポイントを探ってみましょう。

# 第一章 コミュニケーションって、なんでしょう?〈WHAT〉

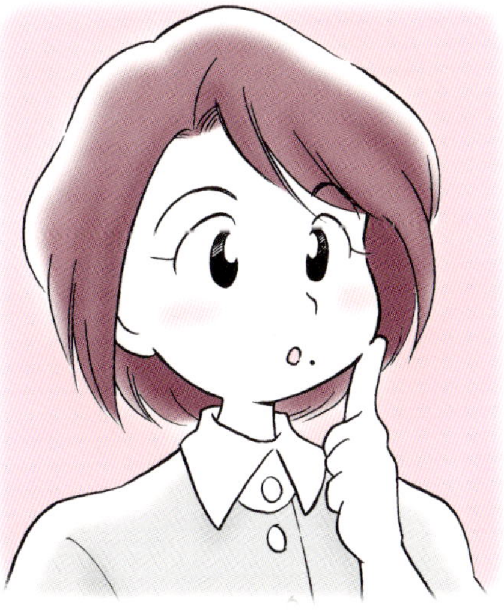

# 1 コミュニケーションとは？

私たちは、ひとりでは生きていけません。毎日たくさんの人たちと同じ時間を過ごしています。「同じ時間を過ごす」――言い換えれば、「場を共有する」、つまりこれが「コミュニケーションを持つ」ということです。

語源は、ラテン語の「コミュカーレ」や「コミュニコ」で、いずれも英語の「シェア（share）」という言葉と同じ「分け前」、「役割」、「貢献」、「共有権」といった意味です。

コミュニティとは、「共有化」、「共通化」、「共同体」で、コミュニケーションはその手段や状況を意味します。

つまり**コミュニケーションとは、**

**「場を共有すること」**

**「目的を共有すること」**

**「価値観を共有すること」**

などを表現する言葉なのです。

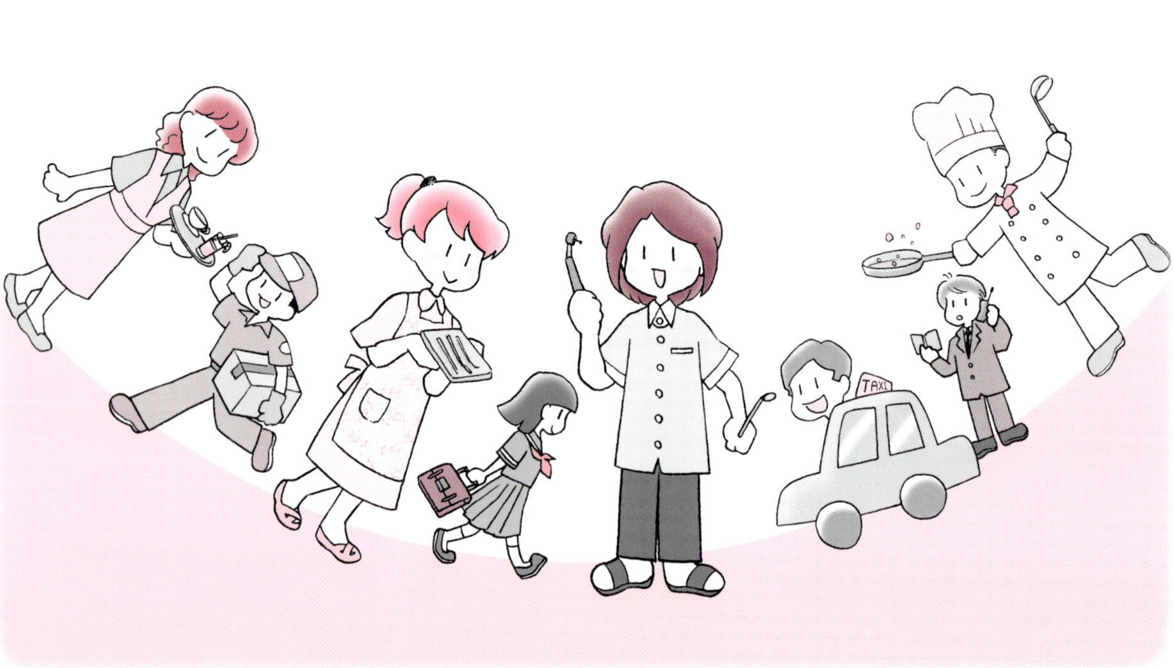

# 2 コミュニケーションは、キャッチボールのようなもの

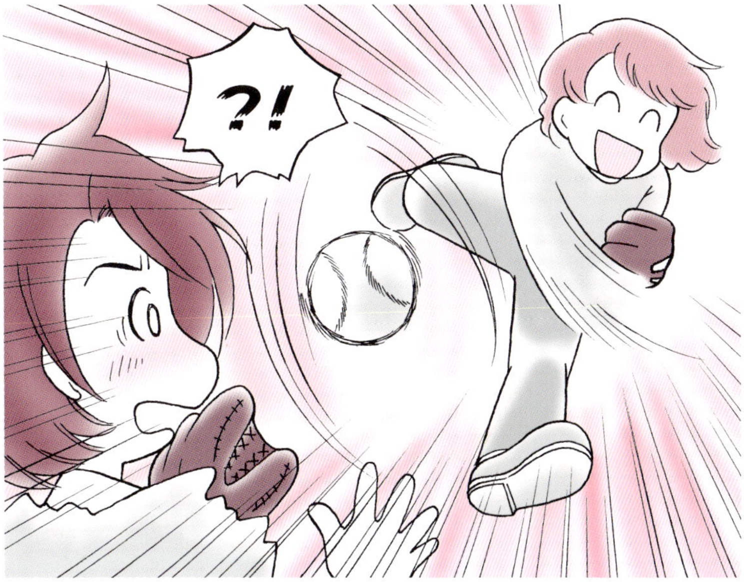


## こんなキャッチボールはいやだ

公園へ散歩にでかけたときに、バッタリ会った友人から「キャッチボールしよう！」とグローブを手渡され、いきなり早いボールが飛んできたらどうでしょう。

- 誘ってくれたことはとってもうれしいけれど……。
- なんで今ここでキャッチボールなの？　あなたの気持ちがわからない！
- 私の気持ちなんて、全然聞こうともしない。なんて自分勝手なんだろう！
- 私は散歩がしたいから公園に来たのに！
- ん〜、やってられない！

きっとこんな感情を抱かれる方が多いのではないでしょうか。

『こんな一方的なやり方は理解できないし、楽しくないからやめる！』と、ストレートにきっぱり言い切ることはなかなか勇気のいる行動ですね。しかし、こんなキャッチボールは続けたくないので、

- 今日は時間がない。
- このあと予定が入っている。
- 肩を痛めていてキャッチボールはできない。
- キャッチボール自体が、あまり好きではない。

筆者ならば、何らかの理由をつけて、やめます。

このキャッチボールは、「一方向のコミュニケーションを押しつけられている状態」。この時、私たちの心の中には、『不愉快』、『不安を感じる』、『怒る』、『落胆する』といった感情が生まれます。

これは、**『場は共有したが、目的を共有できなかった』**コミュニケーションです。

## こんなショップはいやだ

なんとなく時間もあって立ち寄ったショップで、ワンピースをなにげなく見ていたら、

（店員）いらっしゃいませぇ。

（筆者）あ、はい（後ろから声をかけられてビックリしたぁ！）。

（店員）そのワンピース、お客様にお似合いですよぉ。

（筆者）はぁ（ちょっと違う気がするんだけど）。

（店員）このベルトをこんな風にぃ、このアクセをこういったカンジで合わせたらぁ、お客様にピッタリィ！　今風でステキですねぇ。

（筆者）ん～、ちょっとねぇ（こんな派手のはムリ）。

（店員）一度ご試着されてみてはどうですか？　こちらのフィッティングルームへどうぞ！

（筆者）……今日はあまり時間がないので、また。（なんて強引！　また来るなんてありえない！）

みなさんも似たようなシチュエーションを経験されていませんか？　これも、「一方向のコミュニケーションを押しつけられている状態」ですね。

客としては、『もしよい洋服があったら買ってもいいけれど、なければ何も買わなくていい』くらいの気持ちでお店に入ります。店員としては、『このお客様に品物を売りたい』と考えて接客をします。

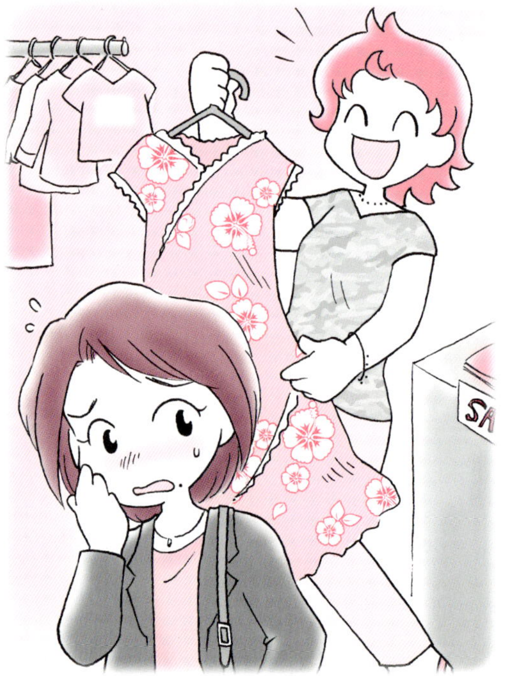

この場合、「いい物があれば買いたい」という客の目的と、「お店の品物を売りたい」という店員の目的の方向性は、一応一致しています。

しかしお店のスタッフの意見を一方的に押しつけられて、客はうんざり。つまり、**『目的は共有できそうだったが、価値観はまったく共有できなかった』**というわけです。こんなときは、『不快』、『怒り』、『失望』といった感情にドップリ浸ってしまいそうですね。

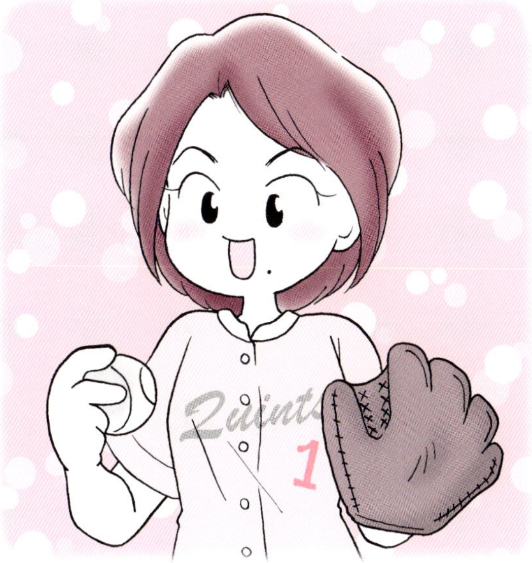

## 心通い合うコミュニケーション

ここでもう一度、キャッチボールをしましょう。

もしも、キャッチボールを始める前に、

・君と楽しいキャッチボールをしたいな！

・楽しいキャッチボールをするのに、いいアイディアがあったら聞かせて！

・君はどんなボールが取りやすい？

・どんなボールを投げてみたい？

・今から始めるけど、気になるようなことはない？

こんな会話があったらいかがでしょう。楽しいキャッチボールができそうですね。ボールのキャッチボールをする前に、『気持ちのキャッチボール』ができているって感じです。ここでは気持ちが通じ合っています。

これは、**『双方向のコミュニケーションが成り立っている状態』**です。このとき、心の中には、『落ち着く』、『安心する』、『気持ちがいい』、『楽しい』といった感情が生まれます。冒頭のキャッチボールやショップでの感情とは、まったく正反対の感情ですね。この『気持ちのキャッチボール』が楽しいのは、「キャチボールはこうでなくっちゃ！」というお互いの思いを認めて、そのイメージの実現に力を合わせて取り組むことができるからです。ここでは、お互いの価値観が共有されています。

つまり、

・そこに居合わせて**（場を共有）**

・キャッチボールをしようと決めて**（目的を共有）**

・お互いが楽しいと感じるキャッチボールをやろうと話し合って取り組む**（価値観を共有）**

こんなコミュニケーションが理想的だと思いませんか。これが**『心通い合うコミュニケーション』**です。

協働作業によって目標達成を図るような場合には、『心通い合うコミュニケーション』の実現が、望ましい結果を導くためのベースとなります。

## ティーブレイク・コラム

### イメージングの効果

診療中、時折、困った場面に遭遇します。ある日、待合室脇のプレイルームで子どもたちが賑やかに遊んでいました。幼稚園の仲良し組みが歯医者さんで偶然に会えたようで、元気に盛り上がっていました。

ほどなく待合室で本を読んでいた若い女性来院者が、「うるさくて困ります！　次から私の予約は子どものいない時間にして下さい」と受付に言ってこられました。つらい状態で来院されておられる時に、賑やかな子どもたちの声は耳障りかもしれませんね。お気持ちはお察しできます。

一方、子どもたちは、思いがけない出会いをとてもうれしく感じているようでした。

「けたたましいほどの騒ぎ方ですか？」と尋ねられたら、「それほどではありません。」と答えたくなる状況ではありました。保護者の方たちも彼らの側で楽しそうに話をしておられました。子育てを経験している人には、日常茶飯事に感じられる状況だと思います。

……ん〜、皆さんの気持ちがわかるだけに、どう対応すればよいのやら……。

こんなふうに困った時、私はいつも「ヘップバーンだったら、どう対処するだろう?」と考えるようにしています。これを**イメージング**といいます。

理想の人をイメージして、その人の視点で物事に触れてみると、自分一人が考える発想の枠を超えたアイディアが心に降りてきます。

私にとって理想の女性はオードリー・ヘップバーン。「ローマの休日」の頃の「チャーミングでオシャレで凛とした彼女」も素敵ですが、晩年の国連大使をされておられた頃の「強い意志を、静かに、気品高く、かつ暖かく貫く彼女」が大好きです。

診療を終えて会計を待っておられる彼女に声をかけました。……ヘップバーンのように、お気持ちを心から受け止める姿勢で。その方は、「ありがとうございました。」と笑顔で言ってくださってお帰りになりました。

子どもたちも保護者の方々も、「配慮」について一緒に考えてくださいました。

＊＊＊

あなたの理想の人は誰ですか？　その人だったら、こんな時どうされるでしょう？

イメージするだけで、自分の目指す道が開けてくることがありますよ。お試しください。

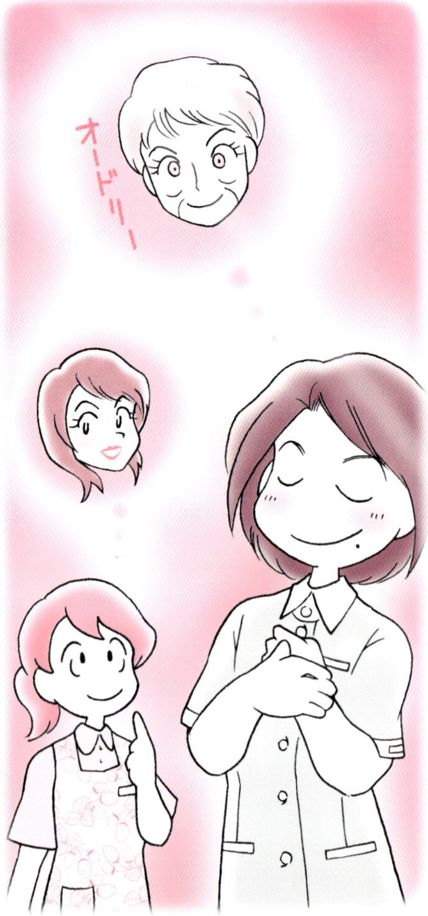

# 第二章

# 歯科診療では、なぜコミュニケーションが重要なのでしょう？〈WHY〉

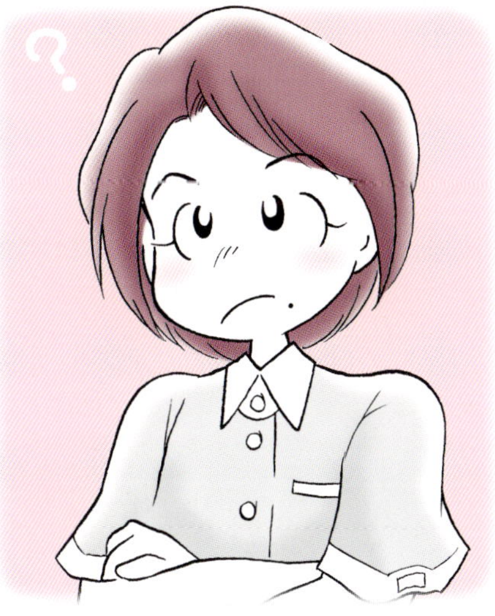

# 1 コミュニケーションが重要な理由①
## イメージの改善……信頼関係の獲得

■ あまり行きたくないところ、それが歯科医院 ■

歯科医院って、一般的にどんなイメージなのでしょうか？　二〇〇五年の職業信頼度調査（日本リテイル研究所実施）によると、歯科医師への信頼度は、医療従事者の中で最低の第一二位でした。しかも毎年下がる傾向にあるそうです……トホホ。

異業種の友人たちに、歯科医院のイメージを尋ねると、こんな答えが返ってきました。

◎あまり行きたくないところ。

**その理由**

・痛いことをされそう。（恐怖）
・何をされるか　よくわからない。（不安）
・本当に必要なこと以外のこともされそう。（不安）
・費用や時間や通う回数がわからない。（不安）
・予約制のくせに、いつも待たされる。（不信感）
・治療時間は短いのに、また来いと言われる。（不信感）

◎面白くないところ

**その理由**

・口に関する問題解決だけが目的で、冷静で事務的な感じ。
・みんなずっとマスクをしていて、何を考えているかわからない。

これらのコメントは、歯科医院での体験に基づいて作り上げられているイメージです。『一方通行のコミュニケーション』によって生み出されたものだと考えられます（左ページまんが参照）。

この左ページのまんがでは、来院者と歯科医療従事者の気持ちは、すれ違ったままですね。

歯科医師は自分が思うままに行動をして、来院者の思いを無視する形になっています。次に口腔に関する困りごとが起こったとき、この来院者は再びこの歯科医院を訪れるでしょうか？

歯科医院では、歯科医療従事者は「専門家」で来院者は「素人」です。立場としては、「強者が歯科医療従事

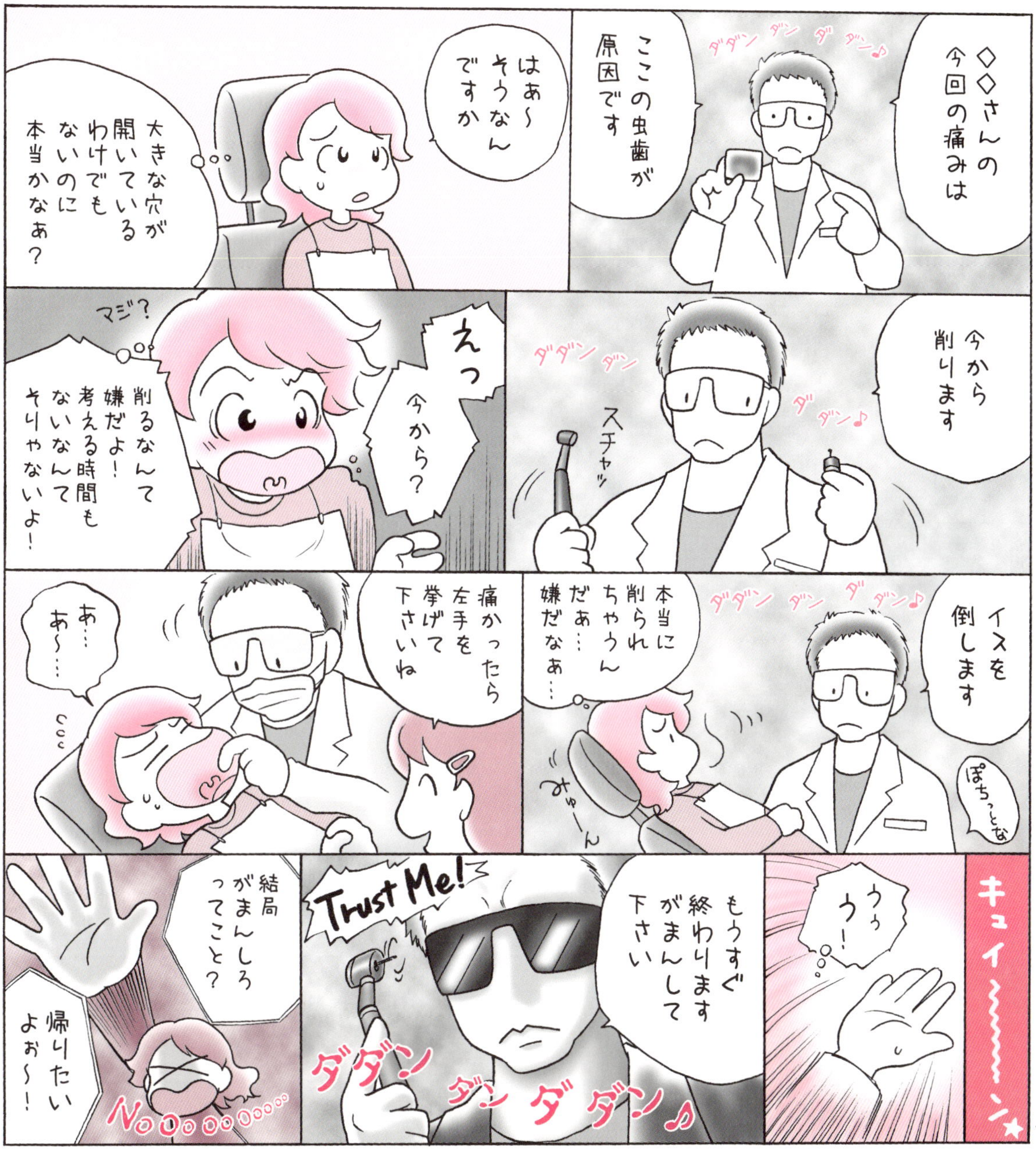
◇◇さんの今回の痛みは
ダダン ダン ダ ダン♪
ここの虫歯が原因です
はぁ～そうなんですか
大きな穴が開いているわけでもないのに本当かなぁ？
今から削ります
ダダン ダン
ダダン♪
スチャッ
えっ
今から？
マジ？
削るなんて嫌だよ！考える時間もないなんてそりゃないよ！
イスを倒します
ダダン ダン ダダン♪
ぽちっとな
みゅーん
本当に削られちゃうんだぁ…嫌だなぁ…
痛かったら左手を挙げて下さいね
あ…あ～…
キュイ～～～ン★
うぅう！
もうすぐ終わりますがまんして下さい
Trust Me!
ダダン ダン ダダン♪
結局がまんしろってこと？
帰りたいよぉ～！
Nooooooooo

者。弱者が来院者。」と、なりがちです。

強者から一方的に何かを押しつけられた場合、その時点では弱者は不安や不満や不信感を持ったとしても、黙って受け入れるより他に道はありません。もしかしたら、強者は気づいていないだけかもしれません。弱者が勇気をだして訴えれば、強者は押しつけたものを簡単に撤回するかもしれません。けれどそれは難しいそうです。

素人は専門家の方針を突きつけられたとき、「専門家の判断に対して、意見を述べるなんて素人には許されない」と考えがちなので、結局弱者は、がまんをしてしまいます。これは「半強制的な一方通行のコミュニケーション」の姿です。

## ■■ 最良のパートナーになりたい！ ■■

さて、友人へのインタビューでは耳が痛いコメントが大半を占めていましたが、そればかりではありませんでした。

◎話を聴いてくれる楽しいところ

「ずっと歯医者が怖くて行くのが嫌でたまらなかったが、話をしっかり聴いてくれる歯科医院に出会って、歯医者が大好きになり、定期健診が楽しみ」

**その理由**

自分の話をしっかり聴いてくれる歯科医院に出会えたことを、友人はとても喜んでいました。先程のケースと違い、ここには『心通い合った双方向のコミュニケーション』の存在を感じます。それによって信頼関係が築かれていますね。

歯科医療従事者の使命（ミッション）は、「来院者が生涯を通じて、彼らの心豊かな毎日を過ごせるように、口腔の健康を通じて貢献することである」と筆者は考え、「健やかな毎日を実現する最良のパートナーとなりたい」というビジョンを持って、毎日の診療に取り組んでいます。皆さんは、いかがですか？

最良のパートナーとなるための第一歩は、「信頼関係を築くこと」です。歯科医療従事者には、『心通い合った双方向のコミュニケーション』を作り上げる力が求められていると、筆者は強く感じています。

**歯科診療において**
**コミュニケーションが必要な理由①**

- **一般的に歯科は「できれば行きたくないところ」といったイメージである。**
- **その理由は、『半強制的一方通行のコミュニケーション』がとられていたからである。**
- **ゆえに、来院者との信頼関係を築くことが重要である。**
- **信頼関係を築くには、『心通い合う双方向のコミュニケーション』が必須となる。**

# 2 コミュニケーションが重要な理由②
## 協働作業の実現……疾患特性への対応

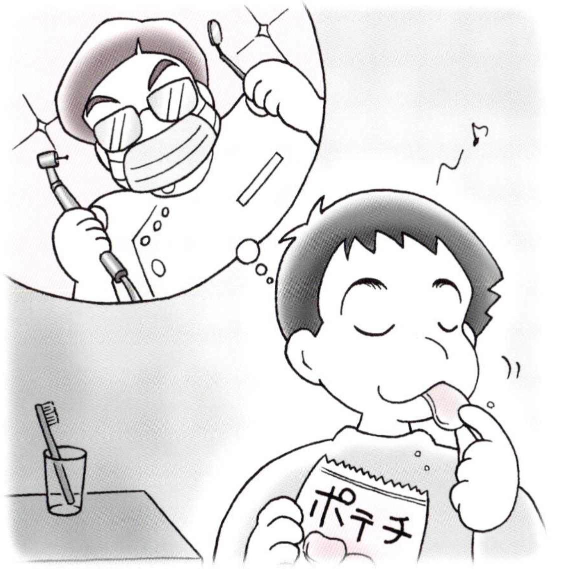


私たちが主に取り扱う口腔内疾患のう蝕も歯周病も、生活習慣病にきわめて近い感染症です。病原菌が原因で感染しますが、その発症や実態は生活習慣に大きく影響を受けます。毎日普通に行っている生活習慣の中に、う蝕や歯周病、咬み合わせ異常の犯人が潜んでいます。

人は「痛い」「噛めない」「腫れた」といった症状が出たり、「歯並びがおかしい」といった問題が気になるときに、歯科医院にやってきます。

専門家である歯科医療従事者は、疾患の結果として現れている問題を診査・診断して治療します。しかしその場をうまく処理しても、その問題が発生した環境を整えていかなければ状況は何も変わりません。また同じ問題が遠くない将来に降りかかり、がまんできなくなって次に来院したときには、今よりもずっと悪い状態になっている――これは間違いありません。このようなことを繰り返していては、口腔の崩壊を止めることはできません。つまり専門家が歯科医院で治療を進めると同時に、来院者が自らの生活習慣を「健康維持のために望ましいもの」に切り替えていかなければ、心豊かな毎日の資源としての健康は手に入らないシステムになっているのです。しかし、『このトラブルから脱出し健やかな毎日を送りたいならば、自分も努力する必要がある』ということを来院者は知りません。専門家が治してくれると信じています。

「心豊かな毎日」がどんな毎日なのかは人それぞれです。その人がイメージする「心豊かな毎日」を実現させたければ、来院者本人と歯科医療従事者が同じ目標に向かって力を合わせなければなりません。協働作業で取り組むことができれば、きっと目標は達成されます。

来院者が望む目標を共有し協働作業に取り組むことが歯科医療成功への道です。この道の根本を支えるものが、『心通い合った双方向のコミュニケーション』なのです。

**歯科診療において**
**コミュニケーションが必要な理由②**

- **う蝕・歯周病・咬み合わせ異常などの歯科医療のトラブルは、生活習慣に大きく影響を受けて発生する。**
- **健康の回復・維持には、専門家の治療と来院者自らが取り組む生活習慣の改善が必要。**
- **来院者が望む目標を共有して協働作業に取り組むことが歯科医療成功への道。**
- **成功への道の根本を支えるものが『心通い合う双方向のコミュニケーション』**

**ティーブレイク・コラム**

**ご存じですか？　オートクライン**

治療終了後、来院者の方に、
「お疲れ様でした。これで治療が終わりました。また悪くなったら来てくださいね。」
と言った自分の言葉を自分で聞いて、
「私って、必ずまた悪くなるのがわかっているくせに、そのままお別れするつもりなんだ！」
と気づいて、ドキッ！としたことがあります。

自分の言葉を自分で聞いて、これまで頭のどこかで考えていたけれど意識していなかったことに気づくことって、ありますよね。これを**オートクライン**といいます。この気づきが自発的な行動の源となります。

自発的な行動を相手から引き出したいときには、質問を投げかけてオートクラインを促します。たとえば、「太郎さんは、今回の困りごとについて『しっかり噛んで食べられない』とお話でしたが、『しっかり噛む』ってどんな感じですか？」という問いを投げかけて、「『素材の味を楽しむ』って感じですかね。これが食することの醍醐味ですよ。私にとって、しっかり噛んで食べられるってことは大事なことです。改めて感じました。」というふうにです。

来院者にトラブルを招いた今までと違う「望ましい生活習慣」を新たに身につけてもらう必要がある私たちの現場ですから、オートクラインを導く「効果的な質問」を投げかけることのできるテクニックは持っていたいものです。

# 第三章
# 歯科診療には、どんなコミュニケーションが望ましいでしょう？〈HOW〉

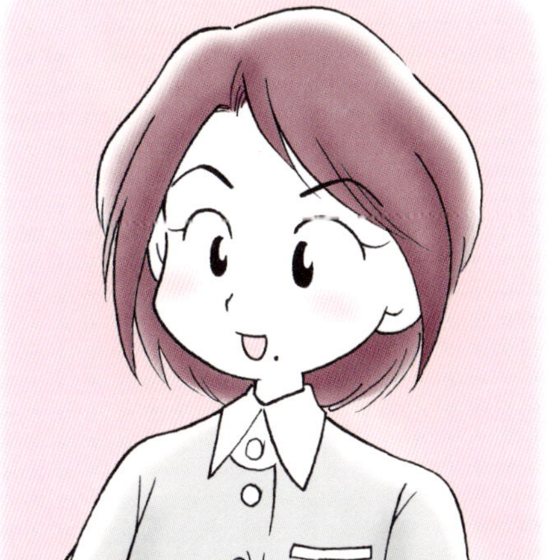

# 1 医療の基本概念
# EBM&NBM（Narrative Based Medicine)

## EBMとNBMをご存知ですか?

医療を実践するにあたって、医療従事者はどのような意識で取り組めばよいのでしょうか?

それまで実施されていた『経験を頼りに行う医療』ではなく**『エビデンス（科学的根拠）に基づいた医療：EBM（Evidence Based Medicine）』**を行うべきとする考え方が一九九〇年代の後半から浸透していきました。しかし、人は複雑な要因（価値観・意向・事情など）を抱えて生きているので、たとえエビデンス（科学的根拠）に基づいた医療方法であったとしても、すべての人にジャストフィットするとは限りません。

たとえば、歯周病が原因で歯槽骨が大きく吸収している場合、エビデンス（科学的根拠）に照らし合わせると「抜歯」という医療行為が選択されるケースでも、ご本人が「何が何でも抜きたくない!」と希望されたら、どういたしましょう? その状況を検討し、もし残せる可能性を見出せるようなら、「この歯を残せるよう、ご本人と一緒に、最善を尽くす」という方法に取り組むことも考えられますね。

もしエビデンス（科学的根拠）に基づくからと簡単に「抜歯」してしまったら、この来院者はどう感じるでしょう? 希望を聞き入れてもらえなかった不満や不信感で落ち込んでしまうかもしれません。あるいは怒りを感じるかもしれません。……海外ならば訴訟問題になることも考えられます。

「だから、歯医者なんて大嫌い!」って声が聞こえてきそうですね。これは、来院者が納得して、あるいは満足して受ける医療の姿ではありません。

このようなEBMの限界を補うものとして、**NBM(Narrative Based Medicine)**が提唱されました。ナラティブとは《物語》のことです。

## NBMを知ろう

NBMの特徴として、

①来院者の語る「疾患の体験物語」をまるごと傾聴し、尊重する。

②医療でのあらゆる理論や仮説や病態説明を「医療的に構築した物語」として相対的に理解する。つまり、科学的な説明を唯一の真実であるとはみなさない。

③異なる複数の物語の共存・併存を受け入れ、対話から新しい物語が創造されていることを重視する。

などが挙げられています。

実際の臨床では「EBM：科学的根拠に基づく医療」と「NBM：物語に基づく医療」という概念を、相反するものではなく、お互いに補完（補って完全にすること）しあうものとして位置づけることがとても大切です。

来院者側にも「疾患の体験物語」があるように、医療従事者側にも「その疾患に関する科学的に構築された物語」があります。ここにEBMが活かされています。

EBMとNBMの両立は、「科学としての医学」と「人間の触れ合いという意味の医療」とのギャップを上手に埋めていくという効果を持っています。

このような視点に立って、来院者と医療従事者が抱えるそれぞれの物語を共有し、すり合わせていくことで、もっとも有意義な医療アプローチを選択することが可能となるのです。

〈参考文献：日本病院薬剤会雑誌　医薬ジャーナル　二〇〇二年一〇月〉

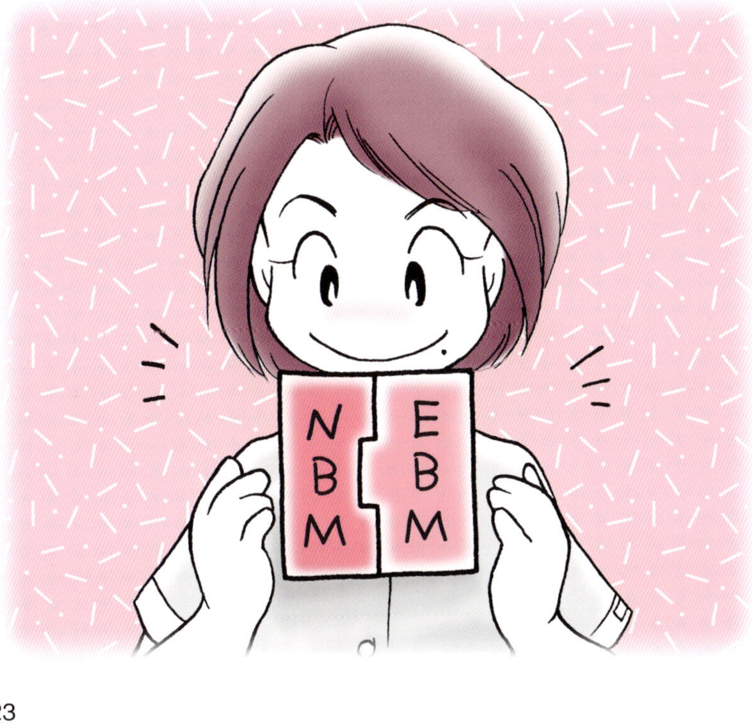

## ■■ どんな医療を目指すのか？ ■■

NBMとEBMの実践に際し目指すゴールは、「疾患の治癒」に留めてはならないと筆者は感じています。「疾患の結果として現れた症状や機能不全を治療する」という、医療従事者側の責任を果たすことだけを医療の目指すゴールだとする考え方の主役は、私たち医療従事者自身ですね。私たちは、つい「治してやった」と考えがちです。

たしかに、疾患の「結果」を片づけるのは専門家である私たちです。しかし歯科疾患は生活習慣と密接に関係していることから、疾患が発症してしまった「原因」に大きく影響を与える環境を改善できるのは、ご本人だけです。ご本人が「治したい！」と心から願ってはじめて、困りごとを引き起こした疾患から脱出でき、健康回復や維持が実現されるのです。主役は来院者（患者）でなければなりません。

筆者は、来院者が自ら望む心豊かな毎日を実現することが、医療の目指すゴールだと考えています。そのため、医療従事者には「医療の概念に関する理解」や**「ナラティブ（物語）を共有できるコミュニケーション能力」**が切実に求められていると感じています。

**EBM&NBM**

- **ナラティブ（Narrative）とは物語のことで、NBMとは、一人一人の来院者が自らの人生とともに、それぞれの疾患に対して抱えている物語を尊重して医療を構築しようとする概念である。**
- **来院者にとってもっとも有意義な医療アプローチを選択するために、EBM（科学的根拠に基づく医療）とNBM（物語に基づく医療）の両立が求められている。**
- **主役は来院者であるので、来院者の心豊かな毎日の実現がNBM&EBM実践のゴールである。**
- **医療従事者には「医療の概念に関する理解」や「ナラティブ（物語）を共有できるコミュニケーション能力」が切実に求められている。**

# 2 「やる気」を引き出すコミュニケーション、それはコーチング

## 四つのコミュニケーション能力

一人一人の来院者が持つナラティブ（物語）を尊重して、その来院者の個性や能力にあわせた医療の実践が求められています。そのためには四つのコミュニケーション能力が求められると分析されています。

**①カウンセリング力《りょく》**

カウンセラーとしての役割。すでに起きたこと（過去）に対して何が問題なのかを分析する。傾聴が基本。癒しを与える。

**②コンサルティング力《りょく》**

コンサルタントとしての役割。専門知識・情報を提供。戦略的計画・解決策を導く。

**③ティーチング力《りょく》**

メンターとしての役割。専門知識・技術を学習させる。

**④コーチング力《りょく》**

コーチとしての役割。来院者の望む目標達成（未来）のために、必要なスキル・知識を備えさせてゴールに向けて育成・サポートする。来院者の気づきを導き、行動を促す。

〈参考文献：『今日からはじめるＰＭＴＣ』宮崎真至他・著　デンタルダイヤモンド・発行〉

ここでは、コーチングについてお話しましょう。

「コーチ」といえばスポーツ。アスリートはコーチによってサポートされながらゴールを目指します。最近の日本選手が各スポーツ界で活躍しているのは、外人選手を見習って積極的にコーチングを導入しているからだといわれています。タイガー・ウッズや大リーグ球団・メッツが優秀なコーチによって支えられている話は有名です。ビジネス界では、日産のV字改革にコーチングが活用されたと話題になりました。

**コーチングとは、クライアントが望む本来の目標にむけて、本人のやる気を引き出しゴールに導くコミュニケーションテクニック**です。

「こうなりたい！」という目標を持っても、くじけた

り、飽きてしまったり……。「ゴールにたどり着かずに諦めてしまった」そんな経験はありませんか？　その目標が自分にとって本当に大切なものならば、コーチをつけることをお奨めします。私もコーチングで『五キログラムダイエット』（コラム参照）に成功しました！

## コーチングに関する基礎知識

**【歴史】**

・「コーチ」という言葉が登場したのは一五〇〇年代。名詞としては「馬車」、動詞としては「大切な人をその人が望む場所まで送り届ける」という意味。

・一八四〇年代、英国オックスフォード大学にて、受験指導をする個人教師を「コーチ」と呼ぶ。

・一八八〇年代　ボート競技の指導者が「コーチ」と呼ばれる。スポーツの分野に広がる。

・一九五〇年代になると、マネジメントの分野で取り上げられ始める。ハーバード大学のMyles Mace助教授《The Growth and Development of Executive》（一九五九年）「マネジメントの中心は人間であり、人間中心のマネジメントの中でコーチ

### ティーブレイク・コラム

**アクノリッジメントはパワーの源！**

「人は誰もみな《承認》（アクノリッジメント）を求めている。」

たしかに褒められると、ウキウキしてモチベーションがあがります。やる気が出てきますよね。でも、「いやぁ～今日は一段とお綺麗ですねぇ」では、大切な歯が浮いてしまいそう！　**承認（アクノリジメント）**は、心のこもったものでなければなりません。

定期健診に九年間通ってこられている今年一二歳になる男の子のお母さんから、先日一生忘れられない承認を頂きました。

待合室でお子さんの定期健診が終わるのを待っておられたお母さんに、「昔は、嫌がる彼をなんとかユニットに横にして、体当たりで健診しましたね」とお声をかけました。「懐かしいですね！」と微笑まれた彼女は、「あの子の口の中には、しんろう歯科医院の歴史があります。」と言ってくださいました。

その言葉に、予防歯科に取り組んでよかったと心から感動しました。私たちをお子さんの健康を守るパートナーとして認めてくださっていることを、心から感謝しています。そしてこれからもご期待に添うように、スタッフ一同全力でサポートさせて頂きたいと決意を新たにしました。

心のこもった承認って、パワーになりますよ！

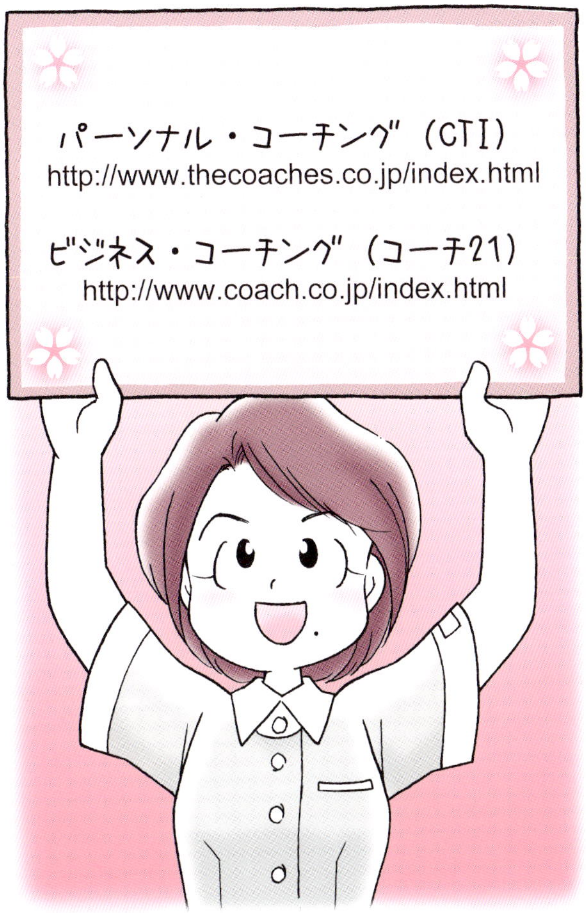
パーソナル・コーチング（CTI）
http://www.thecoaches.co.jp/index.html
ビジネス・コーチング（コーチ21）
http://www.coach.co.jp/index.html

ングは重要なスキルである」

・現在、米国では約一万人以上がプロのコーチとして活躍中。

・日本では一九九〇年代後半にプロコーチ養成コースが開講。ほどなく企業研修としての導入が始まる。現在日本では、プロのコーチが約千人近くいるといわれる。

〈参考文献：『入門ビジネスコーチング』本間正人・著　PHP研究所・発行〉

**【基本理念】**

現在日本では、企業や組織運営を対象にしたビジネス・コーチングと、個人のライフワークを対象にしたパーソナル・コーチングという二つのカテゴリーを目にする機会が増えてきました。

コーチングの基本理念として根源に流れるものは共通ですが、それぞれの言葉で表現されています。私がコーチング研修を受けたパーソナル・コーチングのコーチ養成コースでは、コーチとしての四つの理念を学びます。

① クライアントは完全な存在であり、自らの答えを見つける力を持っている。
② クライアントの人生全体を取り扱う。
③ クライアントが主題を決める。
④ クライアントと意図的な協働関係を築く。

といったものです。加えて、「人は誰一人として、間違った人はいない」ことを真髄にすえています。

**【コーチの役割】**

さまざまな価値観や生き方が認められる現代では、『自分で考え、自分から行動を起こし、結果も自分で評価できる創造力のある人材』が求められます。従来の指示命令型マネジメントでは、このような人材育成はできません。ビジネスの世界では、やる気ある人材を育て実績を上げるためにコーチングが活用されています。

日常生活の中で夢を抱いたとき、「その夢は何のために実現したいのか」「その実現によって何が手に入るのか」「実現するためには何に取り組むのか」「何時から取り掛かるのか」「いつまでに実現するのか」など、このような問いをコーチはクライアントに投げかけます。クライアントはその答えを自分の心の中から探しながら、一歩一歩夢に近づいてゆきます。コーチは、すでに心の中に持っているがクライアントが見つけきれていない答えを引き出し、その人の思いに沿った形で自発的に目標達成へ進むお手伝いをします。すなわち**コーチの役割とは、基本的には「才能と能力を引き出す」こと**なのです（日本で最初の国際コーチ連盟マスター認定コーチの伊藤守さんは、その著書のなかで、「学校の先生や企業のマネージャー、医療従事者に求められている能力の一つに、コーチングがある」と語っておられます）。

コーチングでは、「双方向」の会話を創り出し、「継続的」かつ「テーラーメイド」にクライアントの創造性・自発性を引き出す具体的なコミュニケーションを行います（筆者が参加しているビジネスコーチングの研修会では、「双方向」「継続的」「テーラーメイド」をコーチングの三つの原則としています）。

コーチはクライアントが目指す道のプロである必要はありません。コーチはクライアントが望む目標達成に精神を集中し的確なサポートを実践します。カウンセラーは、傾聴に徹して、「何が問題なのか?」を探ります。問題を分析して陥りやすいパターンを【診断】します。コーチは、クライアントの思いを傾聴し共感し、「将来どうなりたいか」を探ります。目の前に積層する問題に振り回されて目標を見失いそうになるクライアントの進みたい道を問い直し、明らかにさせ、力強く歩む姿を見守ります。クライアントと「共にある」コーチの姿勢（立ち位置）が重要な意味を持つと感じています。

より充実感に満ちあふれバランスのとれた味わい深い人生を求め、コーチングを受け、望む結果を手にする人々が増えてきました。先述のとおり、コーチは、相手が望む目標を明らかにして、自主的な行動を引き出し、その目標が達成されるようにサポートします。この時、

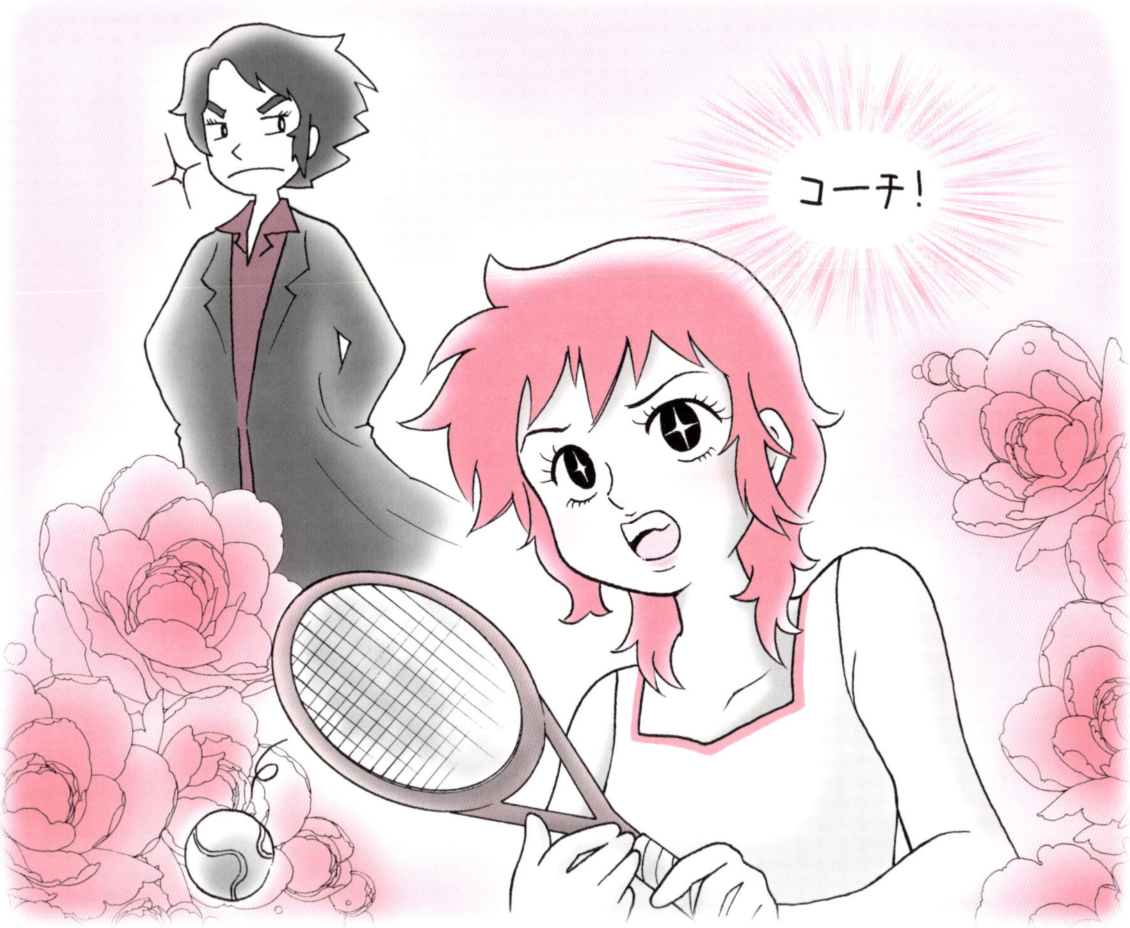


相手から自らの答えを引き出すように導くことが最重要ポイントとなります。なぜならば、自らが求める答えを発見したときほど強い意欲を感じ、自ら行動を起こそうとするものだからです。

〈参考文献：『もしもウサギにコーチがいたら』伊藤　守・著、大和書房・発行〉

**コーチングとは**

・双方向の会話を創り出して、相手の創造性・自発性を引き出すコミュニケーション法である。
・相手が望む目標を明らかにして、自主的な行動を引き出し、目標達成をサポートする。
・最重要ポイントは、『クライアントから答えを引き出すように導くこと』である。その理由は、「人は誰もみな自分にとって必要な答えを自分自身の中に持っているから」である。

# 3 的確なコミュニケーションのための予備知識

## ■『聞きたいことしか聞かない』リセプターの存在■

人は基本的に、「興味のない話は、聞く必要がない」と感じています。言葉は聞こえていても、つまり耳に届いていても、興味のあることしか受け入れません。なぜなら耳が聞いているのではなく、脳が聞いているからです。脳は耳から入ったすべての情報を聞き入れるのではなく、興味のあることだけを選別して受け入れます。見ることも同様です。目が見ているわけではなく脳が見ているので、興味のあるものが選択的に目につきます。**情報を受信するためには、脳の中にその情報に対する「受容器　リセプター」が必要**です。リセプターがなければ、どんな有益な情報でも受け入れられることはありません。

教育学部を目指していた筆者は、父親の強い意向に従って、当時自宅のすぐ側にあった歯科大学に、入試ぎりぎりの時点で志望変更しました。するとそれまでまったく気にもとめていなかった歯医者の看板が次々と目に飛び込んできました。「こんなところに歯医者があったんだぁ～」と驚いたものです。これは筆者の脳の中に「歯医者についてのリセプター」ができたことを意味します。

こちらが話したい内容について、事前になんの関心もない、「リセプター」のない状態では、いくら熱く語っても無駄です。良好なコミュニケーションを作り出すということは、相手の脳の中に「持って欲しいリセプター」を開いていくことです。その方法として、**表一**に示した四つのステップが挙げられています。

人は「知らないことを知るため」に情報を集めようと

**表 1**　相手の脳にリセプターを開く 4 ステップ。

| | |
|---|---|
| ステップ1 | 自分が話すことに対するリセプターの有無を確かめる。 |
| ステップ2 | どんなリセプターを持っているのかを探る。 |
| ステップ3 | 持って欲しいリセプターを提示する。 |
| ステップ4 | 今持っているリセプターとの関連を見出す。 |

します。情報を集める過程で興味がわいてきます。それは「リセプターがもたらされた」ことを意味します。この「情報を集める」という行動を導くためには、相手が「自分はこのことを知らない」という事実に気づき、「知りたい」と思うことが必要です。「物事がハッキリする」ということは、『知らないことが何だったのかが明確になる』ということです。それを「知りたいと思うようになる」ことが自発的な行動につながります。「知らない」ということを知れば、必然的にリセプターを持とうとし始めるのです。リセプターを持ってくれれば、こちらの話を興味を持って受け入れてくれるようになります。

良好なコミュニケーションとは、相手の聞く能力に働きかけ、聞く能力を変えていくことです。

〈参考文献：『コーチングマネジメント』伊藤　守・著　ディスカヴァートゥエンティワン・発行、『もしもウサギにコーチがいたら』伊藤　守・著　大和書房・発刊〉

## ティーブレイク・コラム

### 会話の完了・未完了

コミュニケーションは、ルールに沿って「完了」へと向かって進められれば、とても心地よい価値あるものとなります。しかし「未完了」となってしまうと、多くのストレスを生み出します。コミュニケーションの「未完了」は、日常いろんなところで突然私たちに降りかかってきます。

たとえば、ファストフードのお店。店内に入ると、元気な「いらっしゃいませ！」の声が私の入店を店員全員に知らせます。注文カウンターに近づくと店員さんが、「いらっしゃいませ、こんにちは。ご注文がお決まりになられましたらどうぞ。」と早口言葉の練習のように一気に言い切ります。この言葉に対して「このハンバーガーとアイスコーヒーを下さい。」と私が言うと、店員さんは、私の言葉に対してはひと言もなく「只今キャンペーン期間中なので、ご一緒にポテトはいかがですか？」と、お店からお客様全員に言うよう指示が出ているフレーズをあびせかけてきます。この質問に対して「いえ、結構です。」と答えると次に来る言葉は、関心がうせてしまったかのような態度で吐き出す「お待ちください。」だったりするのです！　それは完璧な「未完了」コミュニケーションです。

コミュニケーションをとる時は、しっかり相手と向き合って言葉の真意を受け止めながら「完了」へ向かう配慮を徹底したいものですね。そのお店には二度と行きません！この気持ちは現在進行形です。

## 環境のセットアップ①

### 意識をどこに集中するか？

一般的にコミュニケーションにおいて重要と思われることは、以下の項目です。

**準言語的　Voice**
①声の大きさ・トーン・抑揚
②話すスピード

**非言語的　Visual**
③表情やしぐさ・雰囲気
④服装・髪型
⑤姿勢・態度

これらが重要だとされる根拠があります。それは**メラビアンの法則**です。コミュニケーションで相手に伝わる情報を一〇〇%とすると、

・言葉のみで伝わる情報……………………7%
・話し方・声の大きさなど（準言語的：Voice）……………………………38%
・しぐさ・表情など（非言語的：Visual）…55%

つまり、言葉以外の情報（準言語的&非言語的）で九割が伝わると分析されています。

コミュニケーションが上手だと言われる人は、重要だとされる①～⑤の項目に好感を持たれる要素が多いと考えられます。

「第一印象は三秒で決まる」と言われます。特に③～⑤の項目は意識して整えたいものですね。

この法則は、相手に伝わる自分の情報への配慮と同時に、相手から受け取る情報の真意を見出す参考になります。治療終了後、「いかがですか？」と患者さんに声をかけた時、「大丈夫です」と言葉を頂いても、その声が沈んでいて、つらそうな態度が見えたとき、その患者さんは言葉どおり「大丈夫」な状態ではないと思われます。

このような準言語的&非言語的情報をキャッチしたら、「何かここで、お聴きしておいた方がよいようなことはございませんか？」と再度声をかけましょうね。

心の中の思いは準言語的&非言語的情報として現れやすいものなので、しっかりとした観察力を身につけましょう。

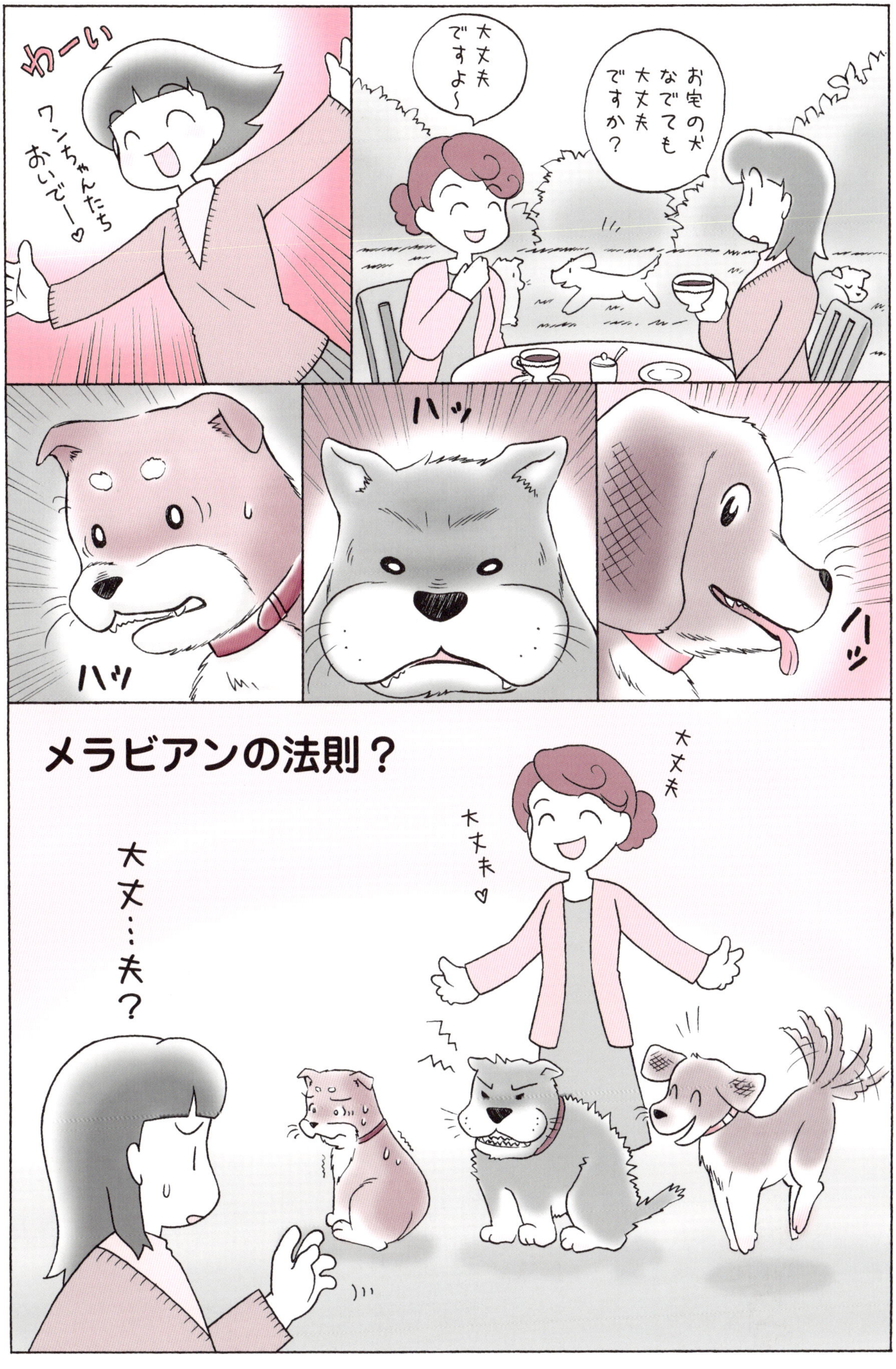
お宅の犬なでても大丈夫ですか？
大丈夫ですよ～
わーい
ワンちゃんたちおいでー♡
ハッ
ハッ
ハッ
メラビアンの法則？
大丈夫
大丈夫♡
大丈…夫？

## 環境のセットアップ②

### 会話を行うポジションを整えよう

コミュニケーションが受け入れられやすいポジションも覚えておくとよいでしょう。

左図は、患者さんとのコミュニケーションが受け入れやすい位置関係（ポジション）を示したものです。このような空間づくりを意識して、話しやすい環境を整えましょう。

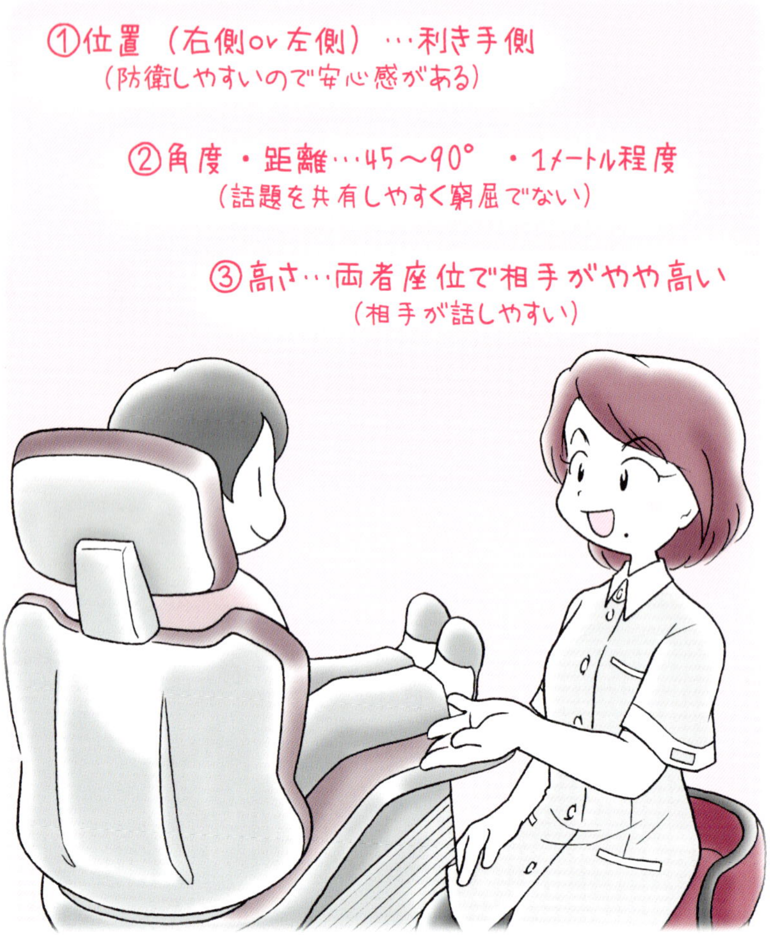
①位置（右側or左側）…利き手側
（防衛しやすいので安心感がある）
②角度・距離…45〜90°・1メートル程度
（話題を共有しやすく窮屈でない）
③高さ…両者座位で相手がやや高い
（相手が話しやすい）

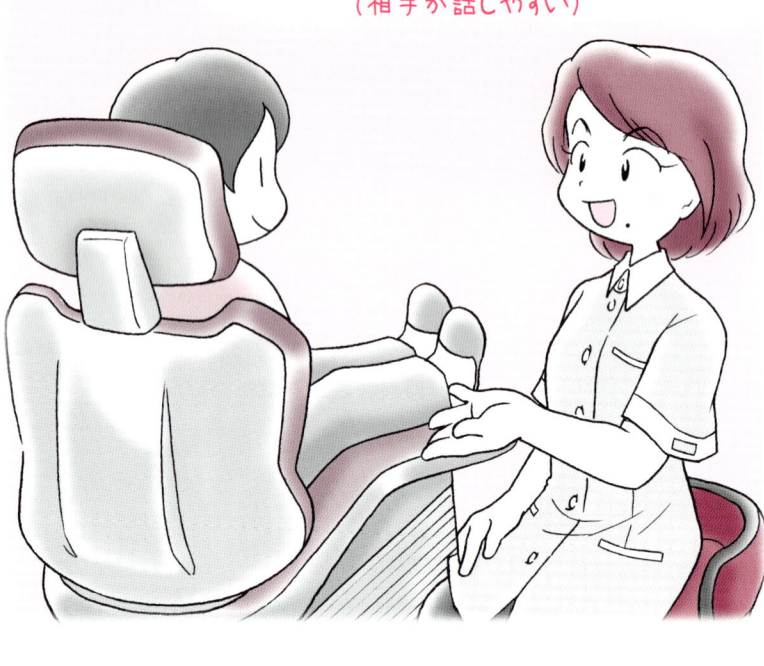

加えて『アイコンタクト』を取ることを忘れないようにしましょう。視線を合わせるという行為は、「あなたの存在を認めていますよ」というサインです。日本人は視線に対して非常に無頓着です。しかし英語圏ではアイコンタクトを取らずに会話をすることは「完全なルール違反」です。視線を合わせない人は、心にやましいことがあると思われて信頼されないという常識があるようです。

来院者を受け入れ、認めていることを知らせるために、しっかりアイコンタクトがとれるよう、日頃から意識して実践しましょう！

〈参考文献：『ナラティブに基づいたデンタルコミュニケーション　NBMからはじまる新しい歯科医療』石川　明・著、クインテッセンス出版・発行、『メディカル・サポート・コーチング入門』奥田弘美・著、日本医療情報センター・発行〉

## ■■　魂の宿る場所　言霊（コトダマ）&体霊（カラダマ）■■

### ●あるエステでのプロフェッショナルな女性

先日、ＰＭＴＣ関連の実習セミナーのご依頼を頂き、沖縄に行ってまいりました。セミナー前日に自由時間を頂くことができたので、万座ビーチのリゾートホテルへエステを受けに行くことにしました。

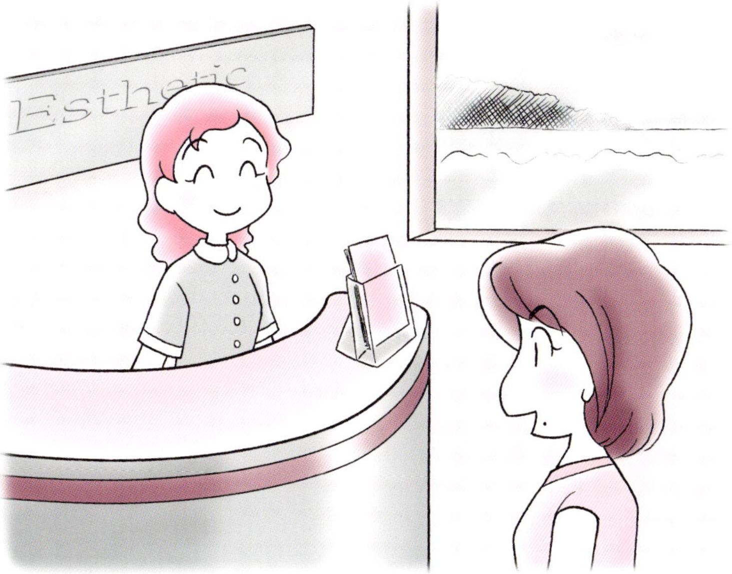


サロンの受付では、数名のスタッフの方とお話をする機会がありました。ステキな笑顔で筆者の希望をしっかりと聴いて受け止めてくださった方のお陰で、「ここを選んでよかった」と感じ、これから受ける南国ならではのテクニックに期待が膨らんでいきました。

プランが決まって着替えに取り掛かる時、「先程、私の話を聴いて下さった方にエステをお願いできませんか？」とリクエストを出してみました。希望どおり彼女が筆者の待つ部屋に来てくださいました。

（エステシャン）これまで、リピーターの方からご指名を頂いたことはございますが、初めて雑誌をみてお越しになったお客様にご指名頂いたのは初めてです。ご使命頂いた理由を伺っても宜しいですか？

（筆者）あなたとお話させていただいたときに、私への細やかで的確な心配りを感じました。エステのテクニックでも同じような配慮を持って取り組んでくださる方だろうと思いましたので、リクエストさせていただきました。

（エステシャン）ありがとうございます。そのように感じて頂けたのですね。…（間）…本当にうれしいお話を頂きました。…（間）…心から光栄に感じております。ご期待に添えますように、努めさせて頂きます。

彼女の言葉には、プロフェッショナルとして重ねてきた努力に対する承認を心からうれしく受け止める喜びと、期待に精一杯応えようとする決意が詰まっていました。自分の中に湧き上がる思いをかみしめているような短い間が、彼女の言葉に魂を注ぎ込んでいるようでした。さらに、そんな彼女から頂いた言葉は、筆者の「癒やされたい」という願望を十分に満たしてくれました。それだけで、幸せな気持ちになれました。

間もなく始まった彼女のエステテクニックは、私の期待を大きく上回る素晴らしいものでした。彼女との出会いの機会を下さった皆様に心から感謝しています。

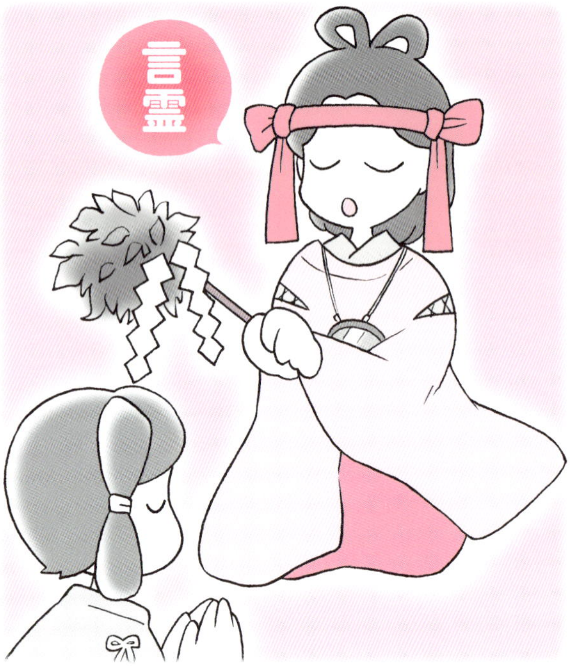


## ●たった一言で、人の気持ちは大きく変わる

「あなたなら大丈夫！　きっとできるよ」と言われたら、本当にできそうな気がして、やる気が沸いてきます。反対に「あなたには多分無理だよ」と言われたら、気力が失せてしまいます。みなさんにも、そんな経験はありませんか？

昔から、「言葉には特別な力がある」とされてきました。たとえば日本の古神道、キリスト教、ヒンドゥー教、真言密教など多くの宗教では、「言葉には神性があり、それを声に出すと自分の中に神の力が取り込まれる」と信じられています。

言葉には魂が宿るとされています。言葉に宿る魂は、言葉を口にする人の心の中から沸きあがり、その本人の心に響くとともに、その言葉を受け取る相手の心にも響くものです。この言葉に宿る魂を『言霊（ことだま）』といいます。言葉が相手にとって深い意味を持ち、その場にふさわしく、かつその人の心からの思いが込められているとき、言葉は言葉を越えて『言霊』になるのです。そして『言霊』には、先ほどの例のように人を動かす力があるのです。

**表2**　言霊パワーを有効に活用できる能力を磨くポイント（参考文献より改変）

| |
|---|
| ①自分が生きていく上で出会う人達と、積極的につながろうとする気持ちを常に持ち続ける。<br>・相手とつながる準備のできている人は、とっさに必要な言葉が出てくる。<br>②遭遇した状況に対して自分はどう考えどう感じたかを、努めて言葉として声に出す。<br>・言葉の圧殺は感情や思考の圧殺につながる。<br>③相手にとっての「この言葉の意味」を探る。<br>・言葉には誰もが理解する『記号』としての側面と、人により異なる『意味』としての側面がある。 |

昨今では、宗教とは関係なく「日常のコミュニケーションで交わされる言葉を活き活きしたものにしよう」という意味で、『言霊コミュニケーション』が注目されています。たとえば歯科医院のように、相手（来院者）が心から望む思いを引き出し、その思いを現実化するための行動を導くコミュニケーションが求められる場では、「言霊パワー」を有効に活用しようということです。

言霊パワーを有効に活用できる能力を磨くポイントとして、『コミュニケーションのノウハウ・ドゥハウ』（野口吉昭・著、PHP研究所）では**表二**の三点を挙げています。みなさんも、「言霊」を意識してみませんか?

### ●相手の心に響く身体表現も大切

コミュニケーションとは「場や目的や価値観を共有すること」です。そして『心通い合うコミュニケーション』のスタート地点は「共感すること」です。「共感する＝ともに感じあう」というのは、交わす言葉を理解しあうということだけではありません。言語そのものよりも準言語的（Voice）や非言語的（Visual）なメッセージの方が、「ともに感じあう」ための情報をキャッチする上で重要だと証明されています〈メラビアンの法則〉。準言語的や非言語的なメッセージとは、身体そのものから発するメッセージです。

良好なコミュニケーションが取れている状態を「打てば響く」と表現しますね。これは「投げかけに対して反応がよい」ということです。コミュニケーションの達人たちは、打てば響く身体を持っているそうです。

言葉の場合と同様に、相手の心に響く身体表現には魂が宿ると考えられます。先ほど紹介した『コミュニケーションのノウハウ・ドゥハウ』では、「打てば響き、ともに感じあえるとき、身体から発信されたメッセージは、『体霊＝カラダマ』となる」とされています。なるほど、そういえばなんとなくわかるような気がしませんか？

診療現場に限らず毎日のあらゆる場面で、口先だけではない「心に響くコミュニケーション」を実践していきたいと筆者は願っています。皆様にもお薦めいたします。

〈参考文献：『コミュニケーションのノウハウ・ドゥハウ』野口吉昭・著、PHP研究所・発行〉

## ティーブレイク・コラム
### コーチに徹する試練

コーチは、クライアントが自らの能力を自らの力で引き出すことをサポートします。コーチは自身の心を真っ白なキャンパスに、ゼロポジションにすることが基本です。

暑かった八月も終わるある日、新卒で今年入ったスタッフの様子が気になり始めました。数日様子を見ていましたが、覇気がない。やる気がなさそう。そこで診療後、彼女に話し合う時間をもらいました。「課題も進んでなさそうだけど、どんな感じ？」と問いかけると、しばらく考えていた彼女から思いもよらない答えが返ってきました。「やらなければならないことはわかっているんですが、やれって言われるとやる気がうせるんです。」……はぁ～？何それ！ そんなこと言ってる場合なの？

激怒のスイッチが入りかけた時「ここでコーチに徹しなければ！」という声が聞こえてきました。「そう、やる気がうせるんだね。今何が気になっている？」本音で話し合いたいと願っていることを伝えて、彼女の話を聞き続けました。二時間三〇分、観察と傾聴に勤めました。翌日彼女は、「このままでは、きっと後悔すると思うのでがんばりたいと思います。改めてよろしくお願いします。」とさわやかな笑顔で言ってくれました。この日から、彼女の様子が一変しました。見違えるようです。コーチングに触れて三年。こんな苦しいコーチングは初めてでした。今彼女の笑顔が、医院を支えてくれています。

# 第2部
# まんがで読める・学べる
# コミュニケーション
# 実況中継！

第2部
まんがで読める・学べる
コミュニケーション
実況中継！

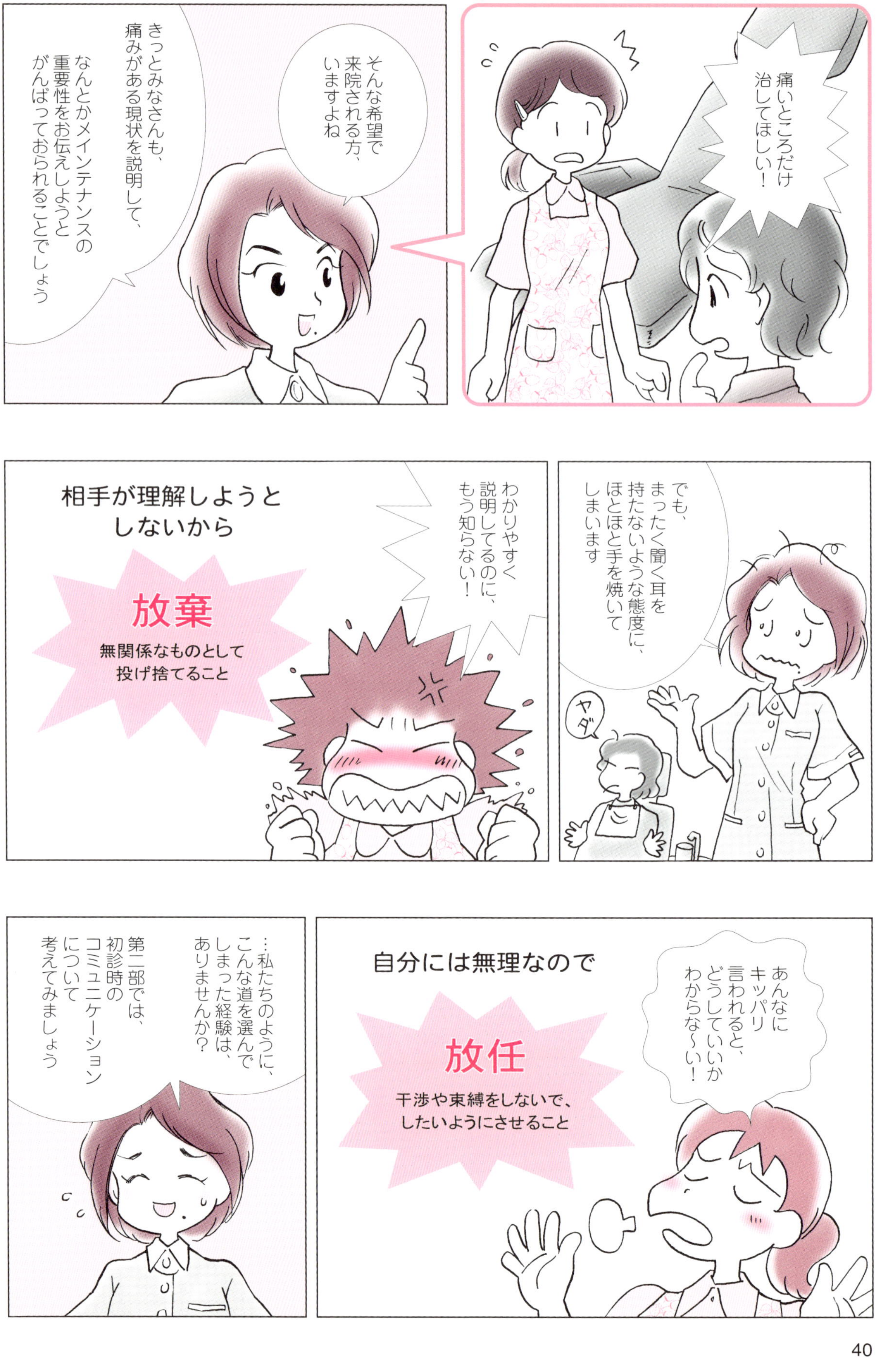
痛いところだけ治してほしい！
そんな希望で来院される方、いますよね
きっとみなさんも、痛みがある現状を説明して、なんとかメインテナンスの重要性をお伝えしようとがんばっておられることでしょう
でも、まったく聞く耳を持たないような態度に、ほとほと手を焼いてしまいます
ヤダ
わかりやすく説明してるのに、もう知らない！
相手が理解しようとしないから
放棄
無関係なものとして投げ捨てること
あんなにキッパリ言われると、どうしていいかわからな～い！
自分には無理なので
放任
干渉や束縛をしないで、したいようにさせること
…私たちのように、こんな道を選んでしまった経験は、ありませんか？
第二部では、初診時のコミュニケーションについて考えてみましょう

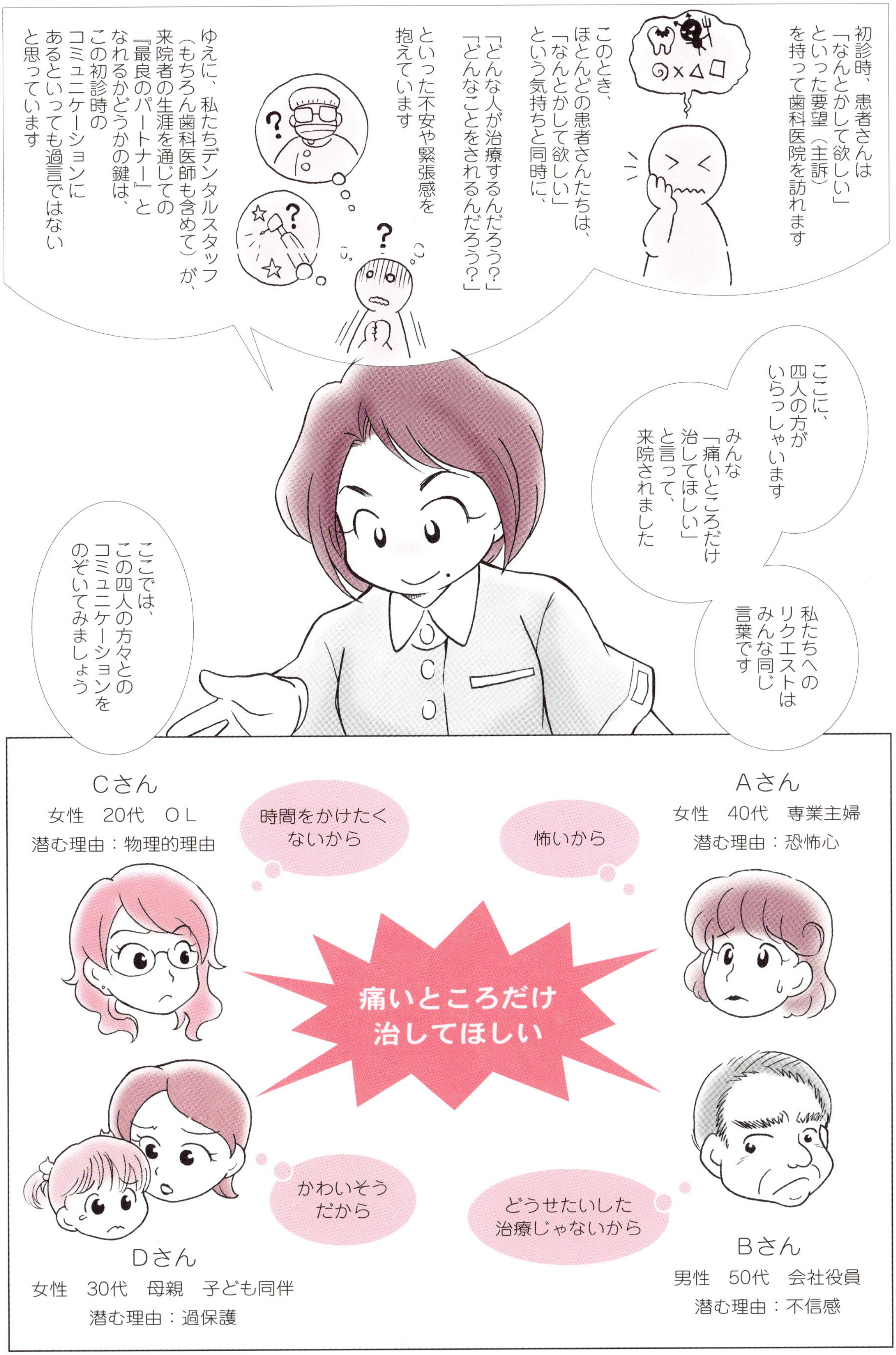
初診時、患者さんは「なんとかして欲しい」といった要望（主訴）を持って歯科医院を訪れます
○×△□
このとき、ほとんどの患者さんたちは、「なんとかして欲しい」という気持ちと同時に、「どんな人が治療するんだろう?」「どんなことをされるんだろう?」といった不安や緊張感を抱えています
ゆえに、私たちデンタルスタッフ（もちろん歯科医師も含めて）が、来院者の生涯を通じての『最良のパートナー』となれるかどうかの鍵は、この初診時のコミュニケーションにあるといっても過言ではないと思っています
ここに、四人の方がいらっしゃいます　みんな「痛いところだけ治してほしい」と言って、来院されました
私たちへのリクエストはみんな同じ言葉です
ここでは、この四人の方々とのコミュニケーションをのぞいてみましょう
Aさん
女性　40代　専業主婦
潜む理由：恐怖心
怖いから
Cさん
女性　20代　ＯＬ
潜む理由：物理的理由
時間をかけたくないから
痛いところだけ治してほしい
Bさん
男性　50代　会社役員
潜む理由：不信感
どうせたいした治療じゃないから
Dさん
女性　30代　母親　子ども同伴
潜む理由：過保護
かわいそうだから

# 第1章

## Aさんの場合　～　女性　40代　専業主婦

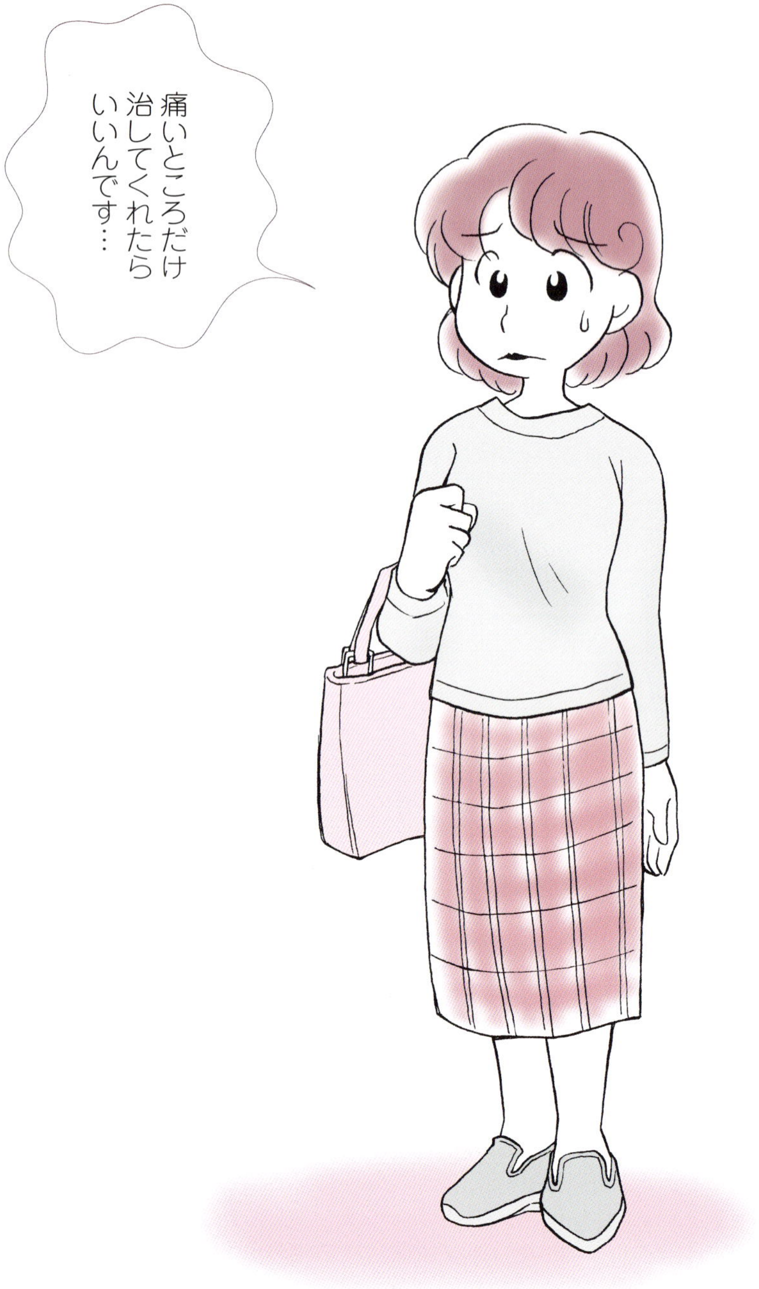

before
Aさん、今日はいかがされましたか？
そわ
そわ
右の上の奥が痛いんです…
いつから、どんな時に、どんな感じで痛みますか？
二・三日前から…
食事の時に…
噛むと痛みます…
そうですかそれと…
とにかく…
ここだけ
治してくれたらいいんです
あっ
そう…なんですね…
……
……
…じゃ、
ご希望を先生に伝えてきます
お待ちください
はい
ぎゅ

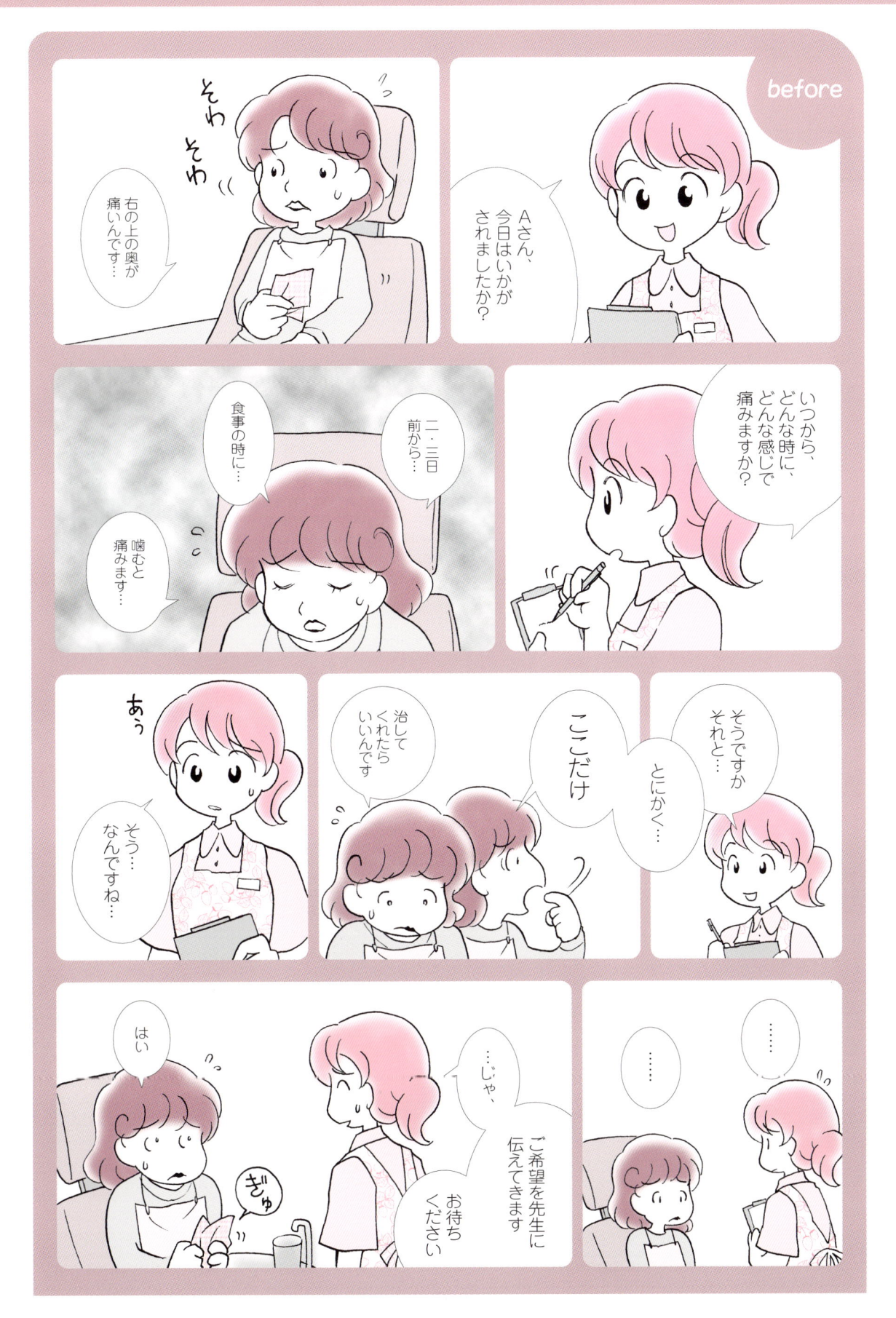

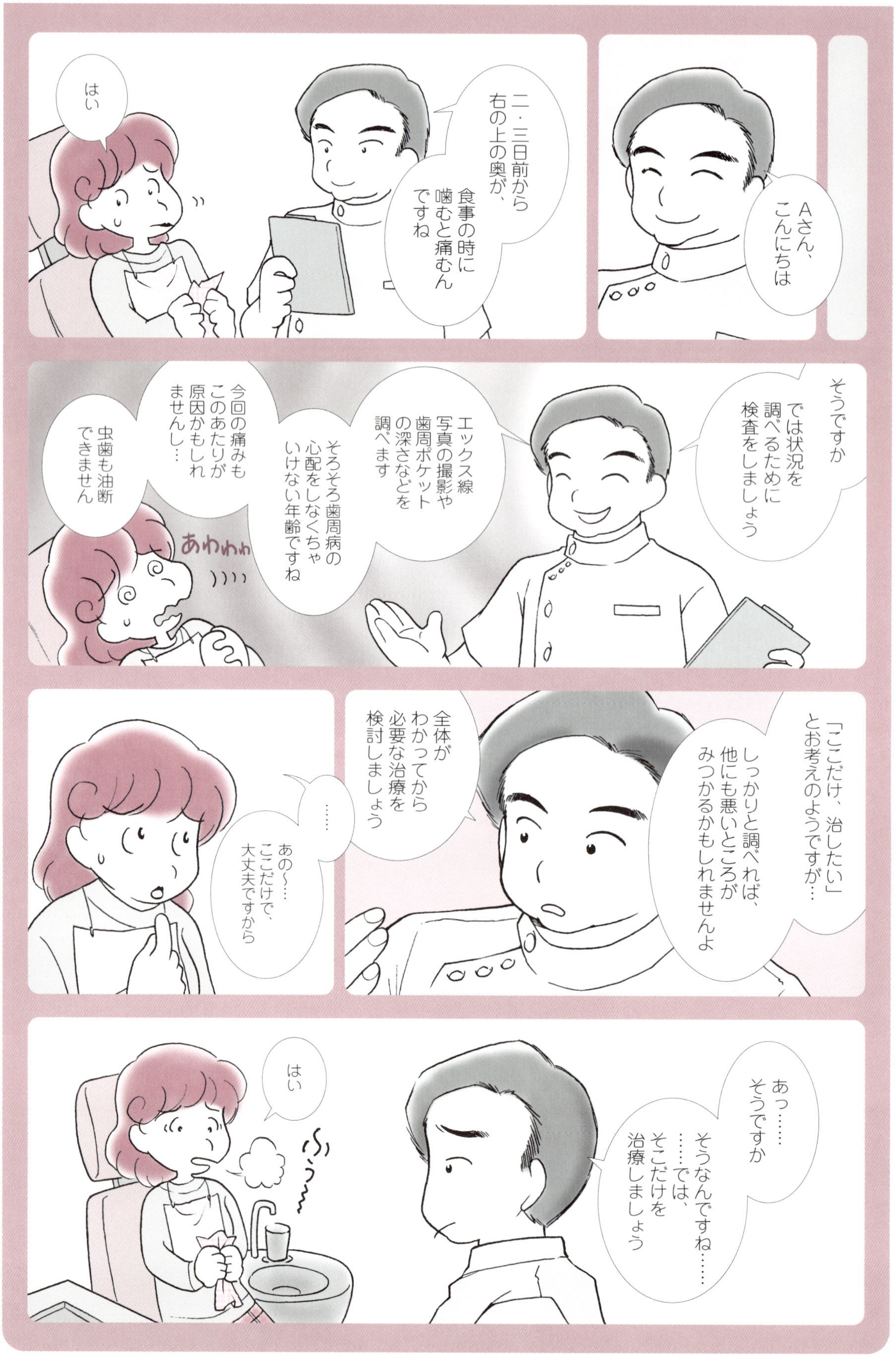
Aさん、こんにちは
二・三日前から右の上の奥が、食事の時に噛むと痛むんですね
はい
そうですか では状況を調べるために検査をしましょう
エックス線写真の撮影や歯周ポケットの深さなどを調べます
そろそろ歯周病の心配をしなくちゃいけない年齢ですね
今回の痛みもこのあたりが原因かもしれませんし…
虫歯も油断できません
あわわわ
「ここだけ、治したい」とお考えのようですが…
しっかりと調べれば、他にも悪いところがみつかるかもしれませんよ
全体がわかってから必要な治療を検討しましょう
……
あの～…ここだけで、大丈夫ですから
あっ……そうですか
そうなんですね……
……では、そこだけを治療しましょう
はい
ふぅ～

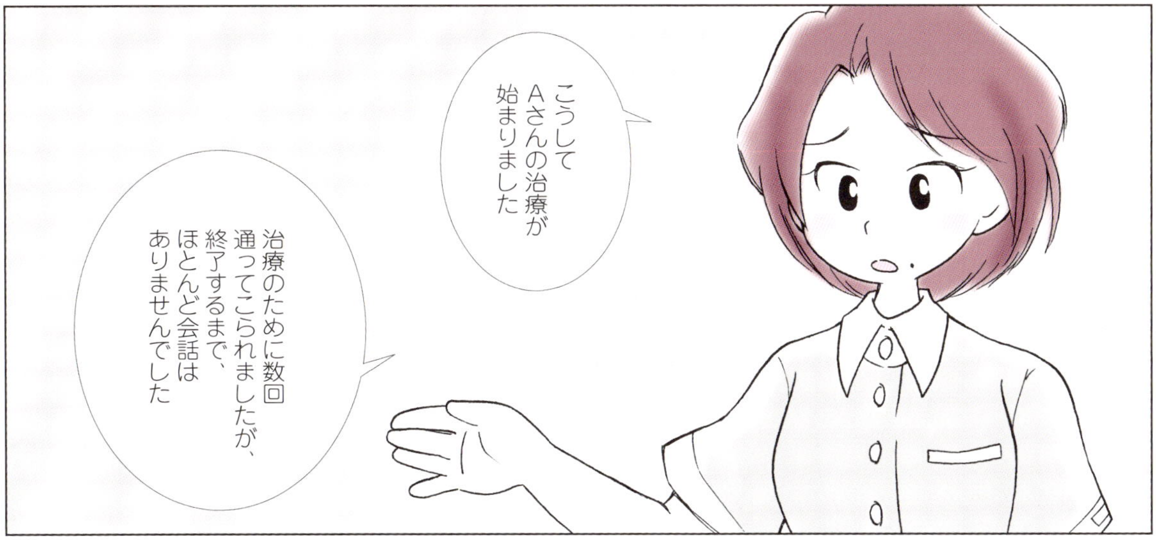
こうして
Aさんの治療が
始まりました
治療のために数回
通ってこられましたが、
終了するまで、
ほとんど会話は
ありませんでした

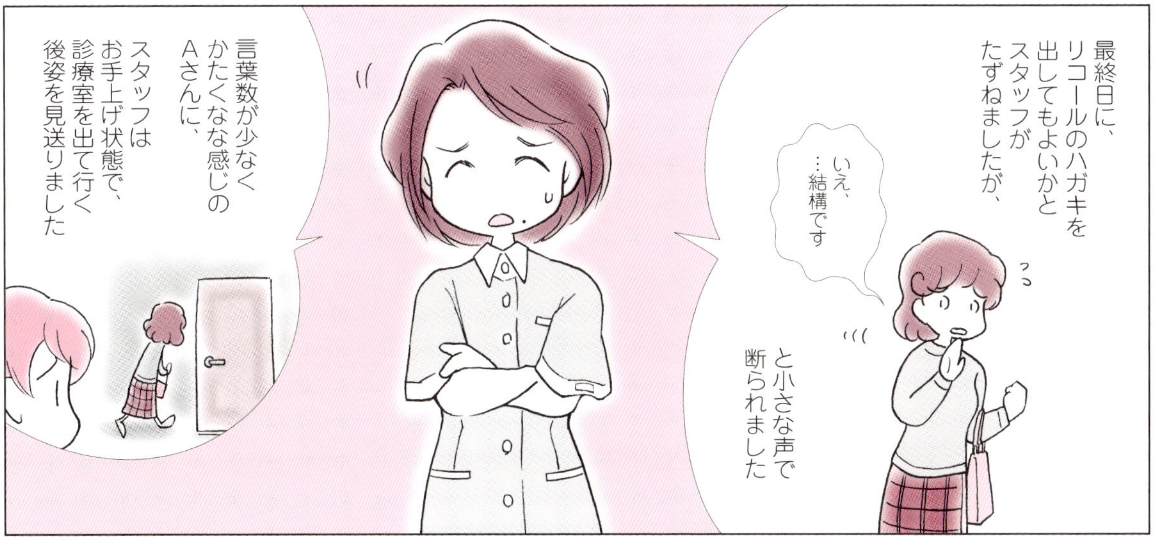
最終日に、
リコールのハガキを
出してもよいかと
スタッフが
たずねましたが、
いえ、
…結構です
と小さな声で
断られました
言葉数が少なく
かたくなな感じの
Aさんに、
スタッフは
お手上げ状態で、
診療室を出て行く
後姿を見送りました

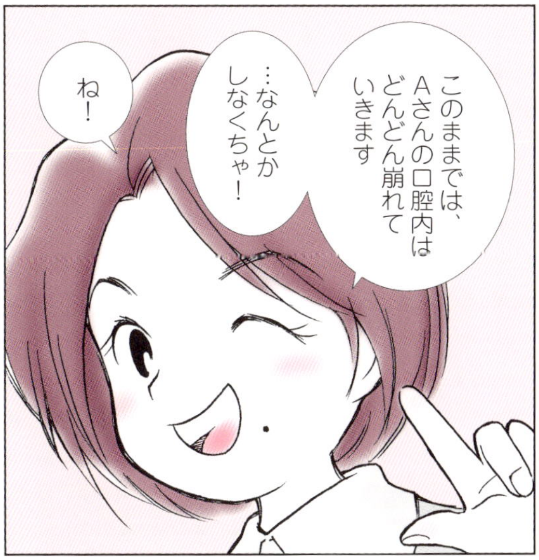
このままでは、
Aさんの口腔内は
どんどん崩れて
いきます
…なんとか
しなくちゃ！
ね！

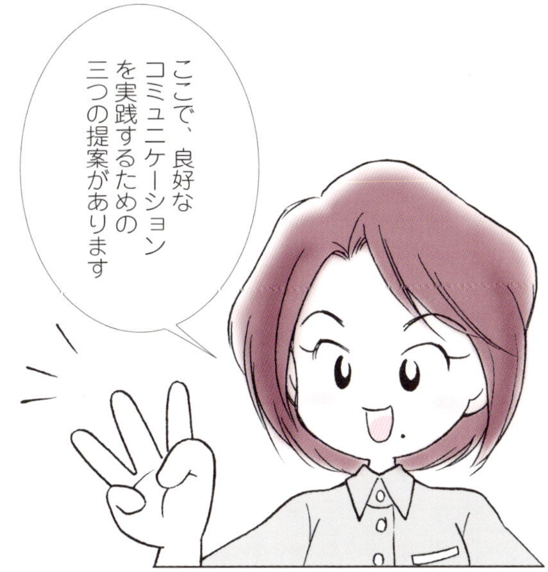
ここで、良好な
コミュニケーション
を実践するための
三つの提案があります

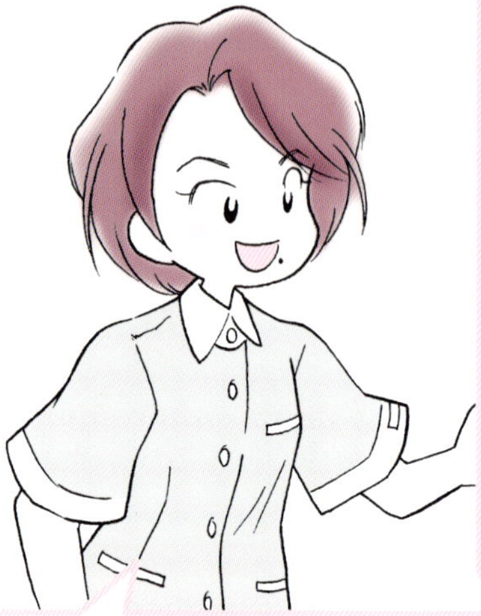

## その① まずは、観察から始めよう！

一声おかけする前に、まず「その人の様子」を観察してみましょう。

Aさんは、
「なんだか落ち着かない感じ」
「下を向いて、ため息ばかりついている」
状態でお待ちでした。

この様子から、『緊張している』ことがわかります。

非言語コミュニケーション（視覚や音声などからの情報）は、本心を90%以上表しているとメラビアンさんは分析しています。
（メラビアンの法則）
ここをキャッチすることから始めましょう。

## その② リラックスできる空間をつくろう！

観察から得た情報をもとに、Aさんとのコミュニケーションのスタートとして「リラックスできる空間づくり」を心がけましょう。

たとえば、笑顔で診療室へ誘導しながら、クローズ・クエスチョン（「はい」「いいえ」で答えられる簡単な質問）を投げかけてみます。

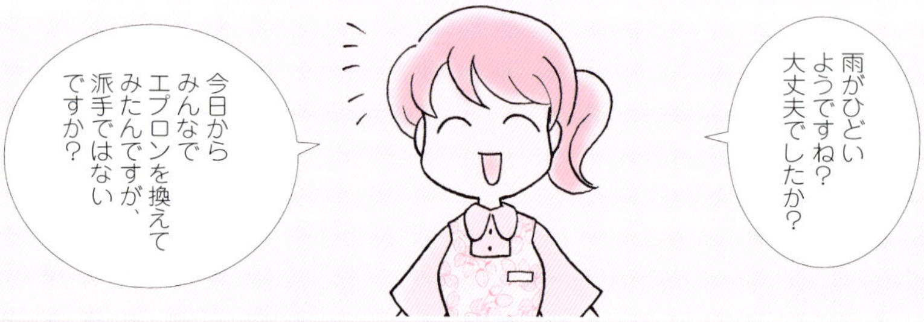
雨がひどいようですね。大丈夫でしたか？
今日からみんなでエプロンを換えてみたんですが、派手ではないですか？

このように、改まった話をする前に、「はい」か「いいえ」で答えられる気楽な質問を投げかけて、緊張感をほぐしてみましょう。

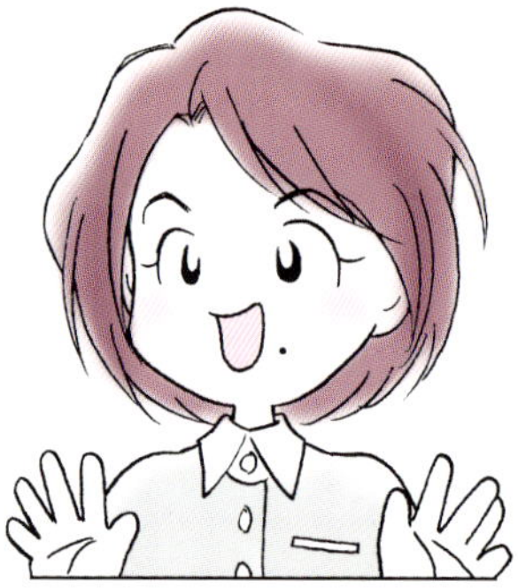

気楽に答えられるクローズ・クエスチョンであることがポイントです。

この緊張感をほぐす『スマイル・クエスチョン』をいくつかストックしておくと便利ですよ！

## その③ リクエストの奥にある理由を引き出そう！

頑なに「痛いところだけ治してくれたらいい」と言う。
その行動には、理由があります。
それは本人にたずねてみないとわかりません。

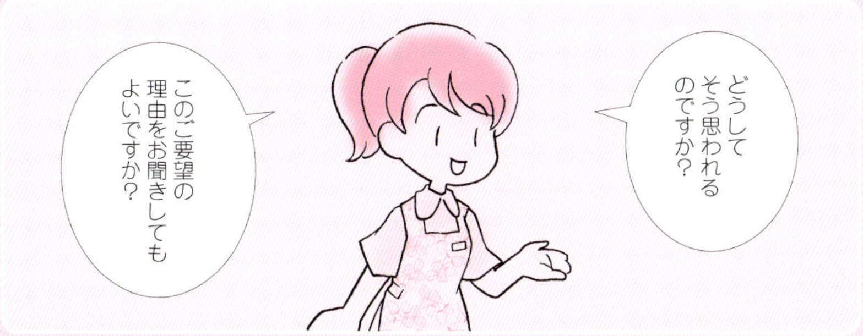
どうしてそう思われるのですか？
このご要望の理由をお聞きしてもよいですか？

Aさんの場合は、どんな理由があるのでしょう？
心を白紙にして、好奇心をもって、ゆっくりとたずねてみましょう。

この深意を引き出す『リズン・クエスチョン』も、いくつかパターンを持っておくとよいタイミングで活用できると思います。

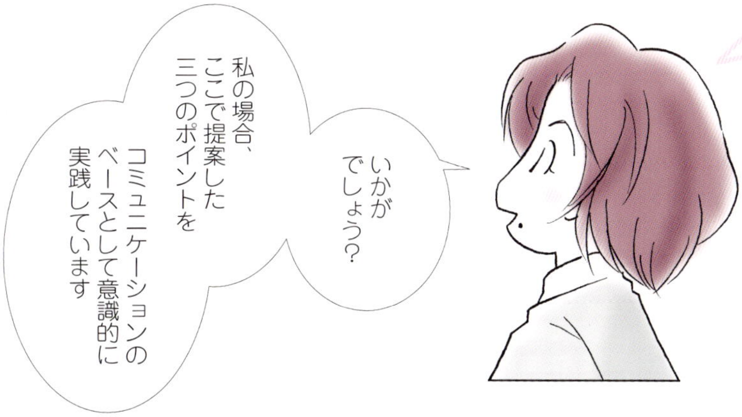
いかがでしょう？
私の場合、ここで提案した三つのポイントをコミュニケーションのベースとして意識的に実践しています

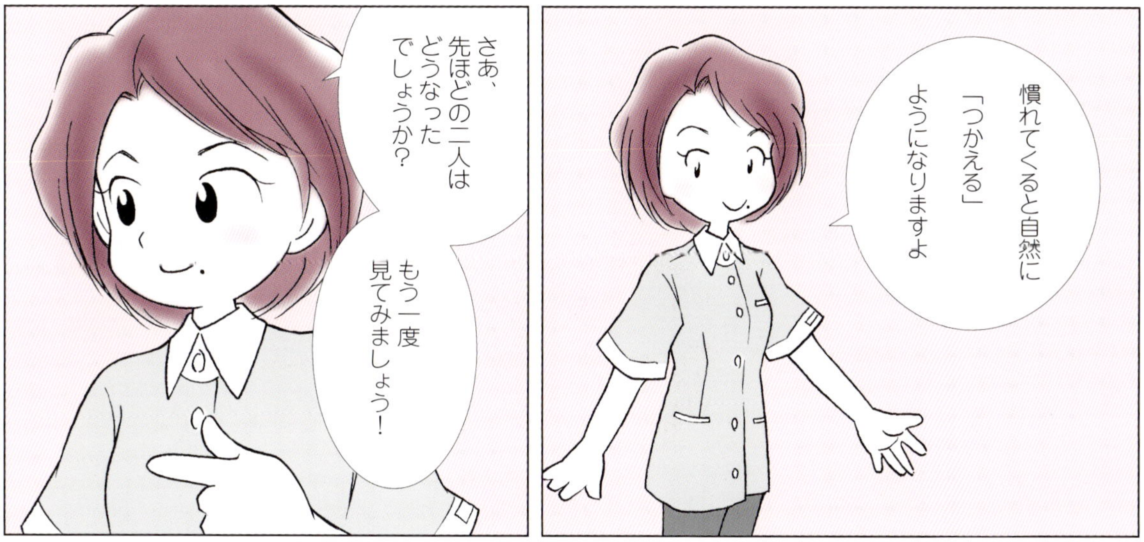
慣れてくると自然に「つかえる」ようになりますよ
さあ、先ほどの二人はどうなったでしょうか？
もう一度見てみましょう！

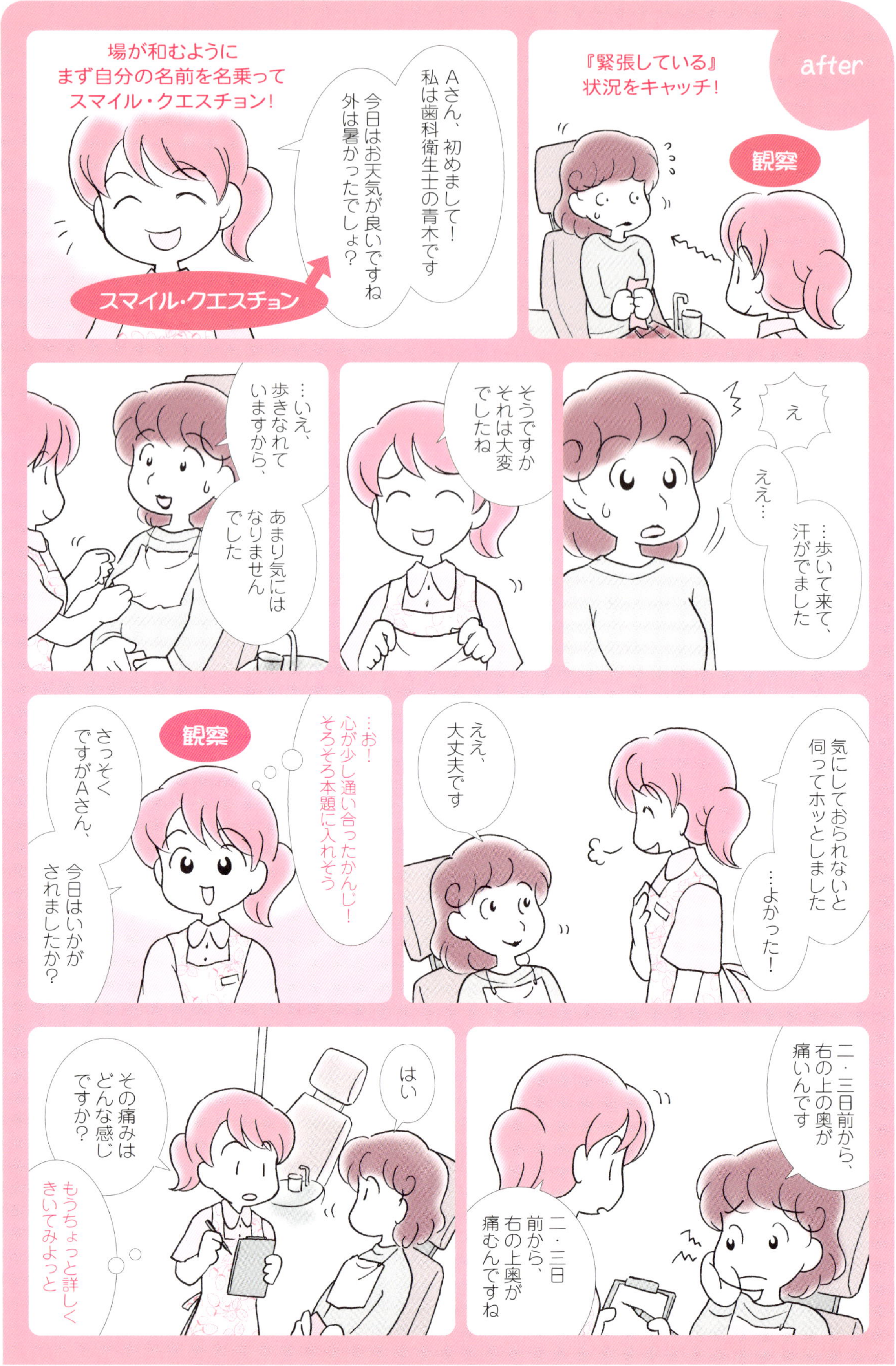
after
『緊張している』状況をキャッチ！
観察
場が和むようにまず自分の名前を名乗ってスマイル・クエスチョン！
Aさん、初めまして！私は歯科衛生士の青木です
今日はお天気が良いですね外は暑かったでしょ？
スマイル・クエスチョン
え
ええ…
…歩いて来て、汗がでました
そうですかそれは大変でしたね
…いえ、歩きなれていますから、
あまり気にはなりませんでした
気にしておられないと伺ってホッとしました
…よかった！
ええ、大丈夫です
…お！心が少し通い合ったかんじ！そろそろ本題に入れそう
観察
さっそくですがAさん、
今日はいかがされましたか？
二・三日前から、右の上の奥が痛いんです
二・三日前から、右の上奥が痛むんですね
はい
その痛みはどんな感じですか？
もうちょっと詳しくきいてみよっと

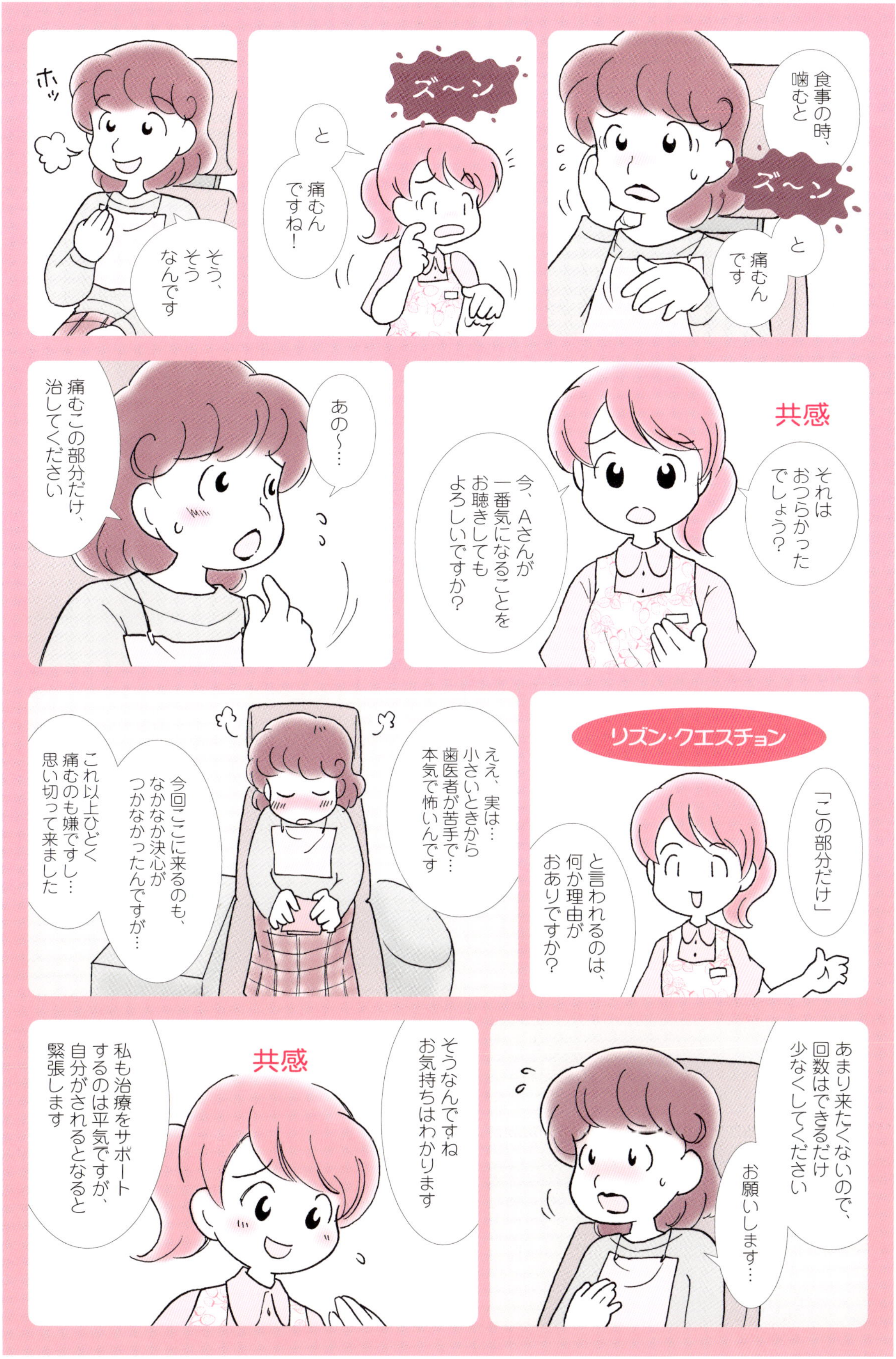
食事の時、噛むと
ズ～ン
と痛むんです
ズ～ン
と痛むんですね！
ホッ
そう、そうなんです
それはおつらかったでしょう？
共感
今、Aさんが一番気になることをお聴きしてもよろしいですか？
あの～…
痛むこの部分だけ、治してください
リズン・クエスチョン
「この部分だけ」
と言われるのは、何か理由がおありですか？
ええ、実は…小さいときから歯医者が苦手で…本気で怖いんです
今回ここに来るのも、なかなか決心がつかなかったんですが…
これ以上ひどく痛むのも嫌ですし…思い切って来ました
あまり来たくないので、回数はできるだけ少なくしてください
お願いします…
共感
そうなんですねお気持ちはわかります
私も治療をサポートするのは平気ですが、自分がされるとなると緊張します

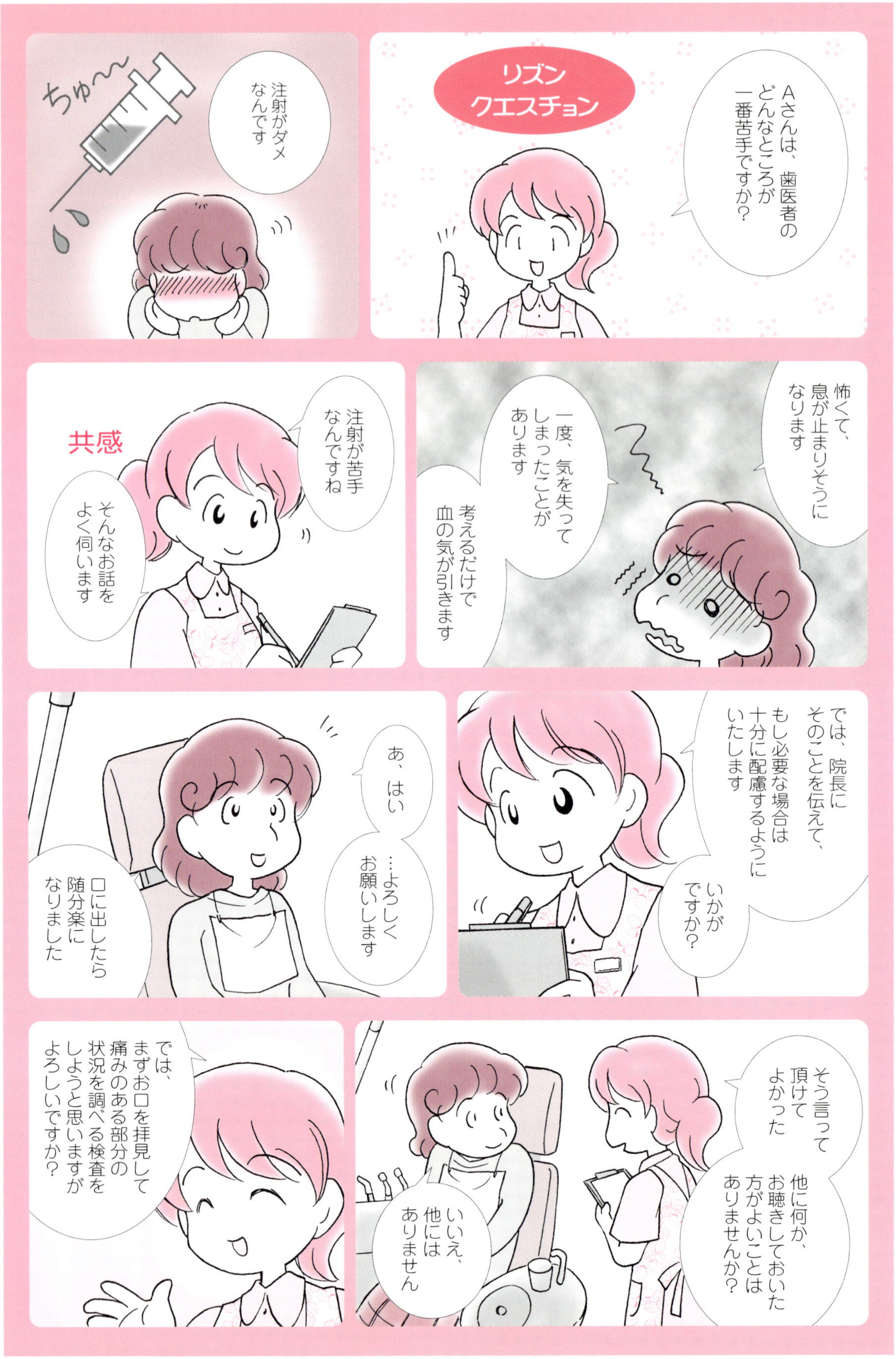
リズンクエスチョン
Aさんは、歯医者のどんなところが一番苦手ですか?
ちゅ～～
注射がダメなんです
怖くて、息が止まりそうになります
一度、気を失ってしまったことがあります
考えるだけで血の気が引きます
共感
注射が苦手なんですね
そんなお話をよく伺います
では、院長にそのことを伝えて、もし必要な場合は十分に配慮するようにいたします
いかがですか?
あ、はい
…よろしくお願いします
口に出したら随分楽になりました
そう言って頂けてよかった
他に何か、お聴きしておいた方がよいことはありませんか?
いいえ、他にはありません
では、まずお口を拝見して痛みのある部分の状況を調べる検査をしようと思いますがよろしいですか?

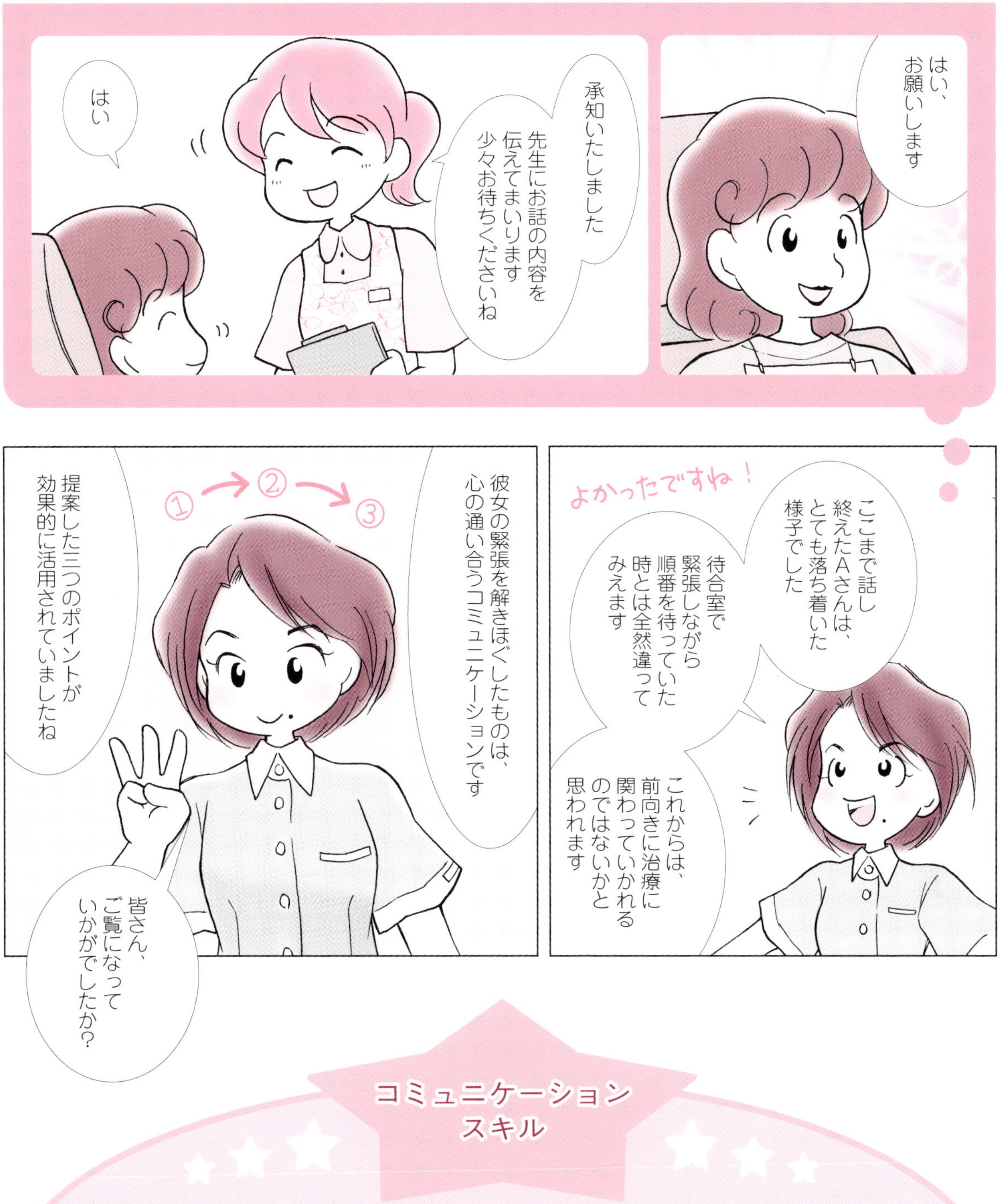
はい、お願いします
承知いたしました 先生にお話の内容を伝えてまいります 少々お待ちくださいね
はい
よかったですね！
ここまで話し終えたAさんは、とても落ち着いた様子でした
待合室で緊張しながら順番を待っていた時とは全然違ってみえます
これからは、前向きに治療に関わっていかれるのではないかと思われます
彼女の緊張を解きほぐしたものは、心の通い合うコミュニケーションです
①→②→③
提案した三つのポイントが効果的に活用されていましたね
皆さん、ご覧になっていかがでしたか?

## コミュニケーションスキル

**Base 1**
まずは観察から！

**Base 2**
リラックスできる空間をつくろう！
スマイル・クエスチョン

**Base 3**
リクエストの奥にある理由を引き出そう！
リズン・クエスチョン

# 第２章

## Bさんの場合　～　男性　50代　会社役員

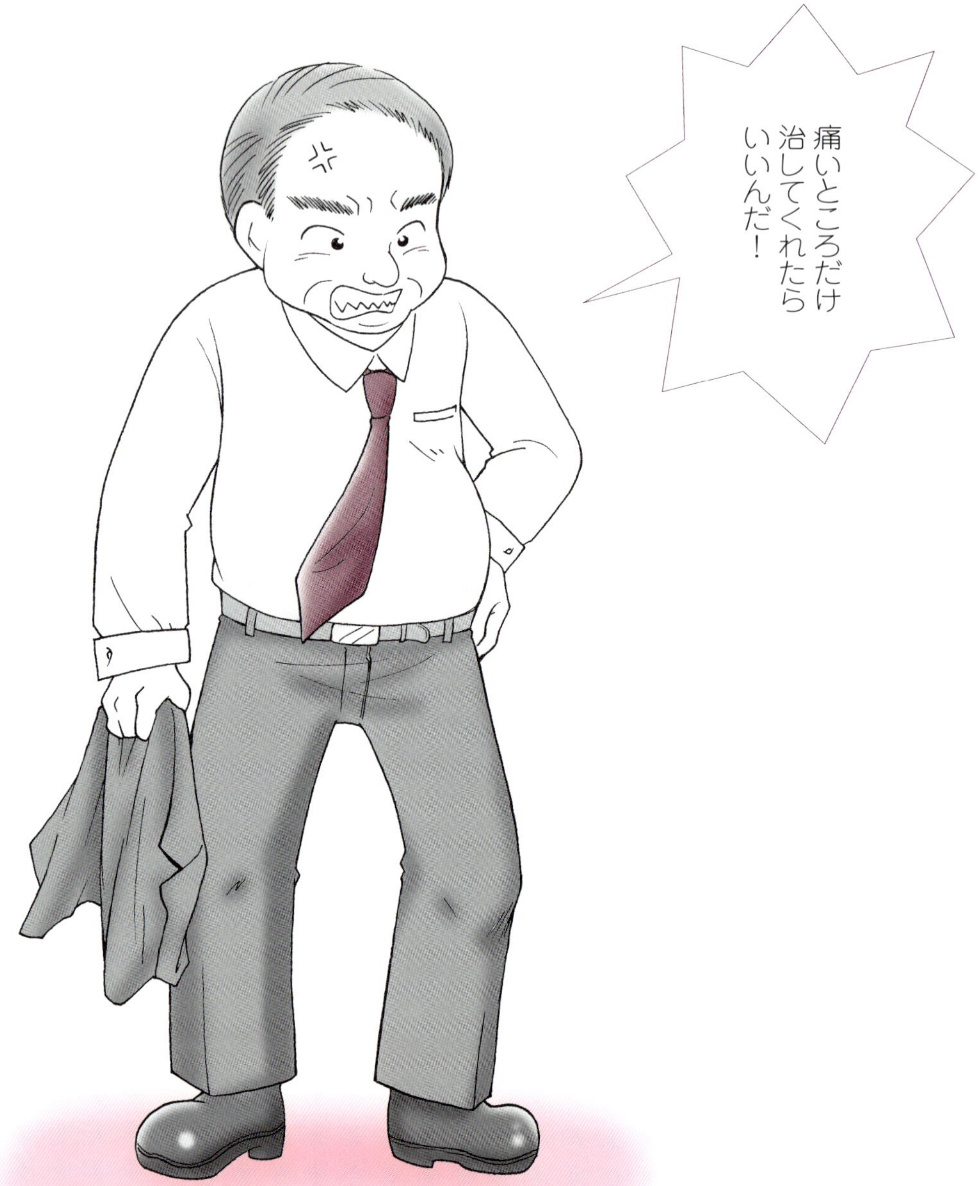

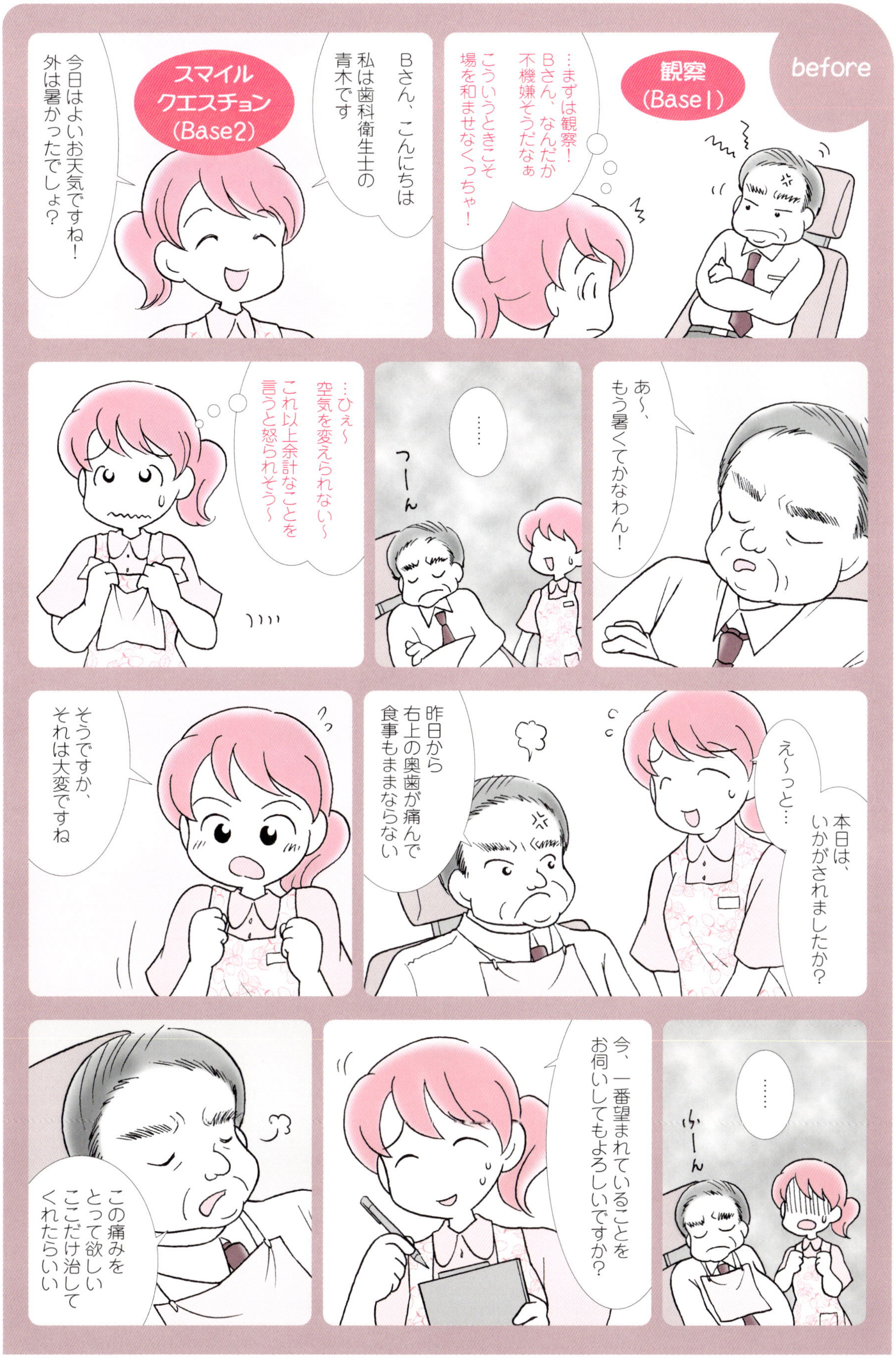
before
観察 (Base1)
…まずは観察！ Bさん、なんだか不機嫌そうだなぁ こういうときこそ場を和ませなくっちゃ！
Bさん、こんにちは 私は歯科衛生士の青木です
スマイルクエスチョン (Base2)
今日はよいお天気ですね！ 外は暑かったでしょ？
あ～、もう暑くてかなわん！
……
つーん
…ひぇ～ 空気を変えられない～ これ以上余計なことを言うと怒られそう～
本日は、いかがされましたか？
え～っと…
昨日から右上の奥歯が痛んで食事もままならない
そうですか、それは大変ですね
……
ふーん
今、一番望まれていることをお伺いしてもよろしいですか？
この痛みをとって欲しい ここだけ治してくれたらいい

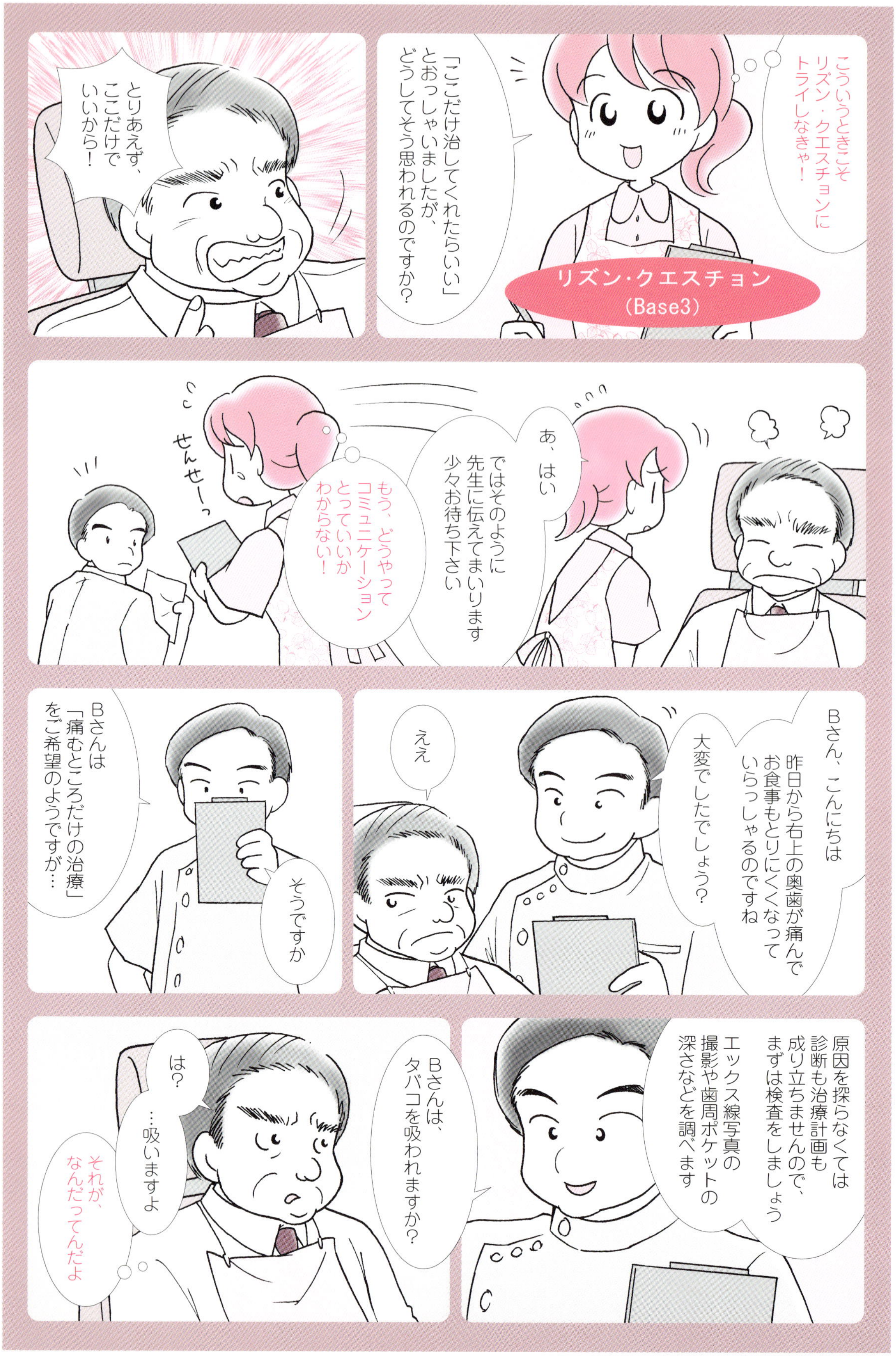
こういうときこそ
リズン・クエスチョンに
トライしなきゃ！
リズン・クエスチョン
(Base3)
「ここだけ治してくれたらいい」
とおっしゃいましたが、
どうしてそう思われるのですか？
とりあえず、
ここだけで
いいから！
あ、はい
ではそのように
先生に伝えてまいります
少々お待ち下さい
もう、どうやって
コミュニケーション
とっていいか
わからない！
せんせーっ
Bさん、こんにちは
昨日から右上の奥歯が痛んで
お食事もとりにくくなって
いらっしゃるのですね
大変でしたでしょう？
ええ
Bさんは
「痛むところだけの治療」
をご希望のようですが…
そうですか
原因を探らなくては
診断も治療計画も
成り立ちませんので、
まずは検査をしましょう
エックス線写真の
撮影や歯周ポケットの
深さなどを調べます
Bさんは、
タバコを吸われますか？
は？
…吸いますよ
それが、
なんだってんだよ

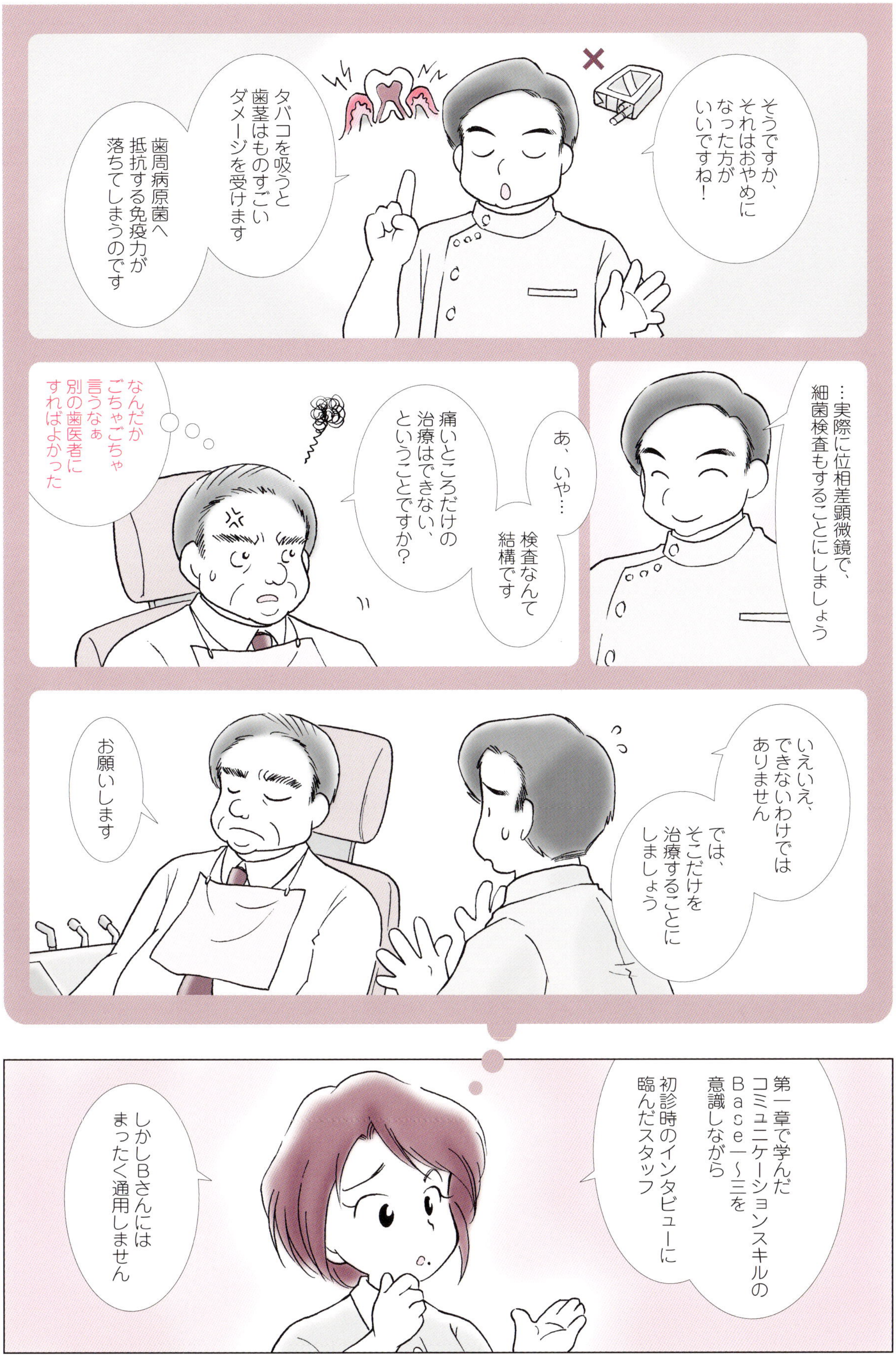
そうですか、それはおやめになった方がいいですね！
タバコを吸うと歯茎はものすごいダメージを受けます
歯周病原菌へ抵抗する免疫力が落ちてしまうのです
…実際に位相差顕微鏡で、細菌検査もすることにしましょう
あ、いや…
検査なんて結構です
痛いところだけの治療はできない、ということですか？
なんだかごちゃごちゃ言うなぁ 別の歯医者にすればよかった
いえいえ、できないわけではありません
では、そこだけを治療することにしましょう
お願いします
第一章で学んだコミュニケーションスキルのBase一～三を意識しながら初診時のインタビューに臨んだスタッフ
しかしBさんにはまったく通用しません

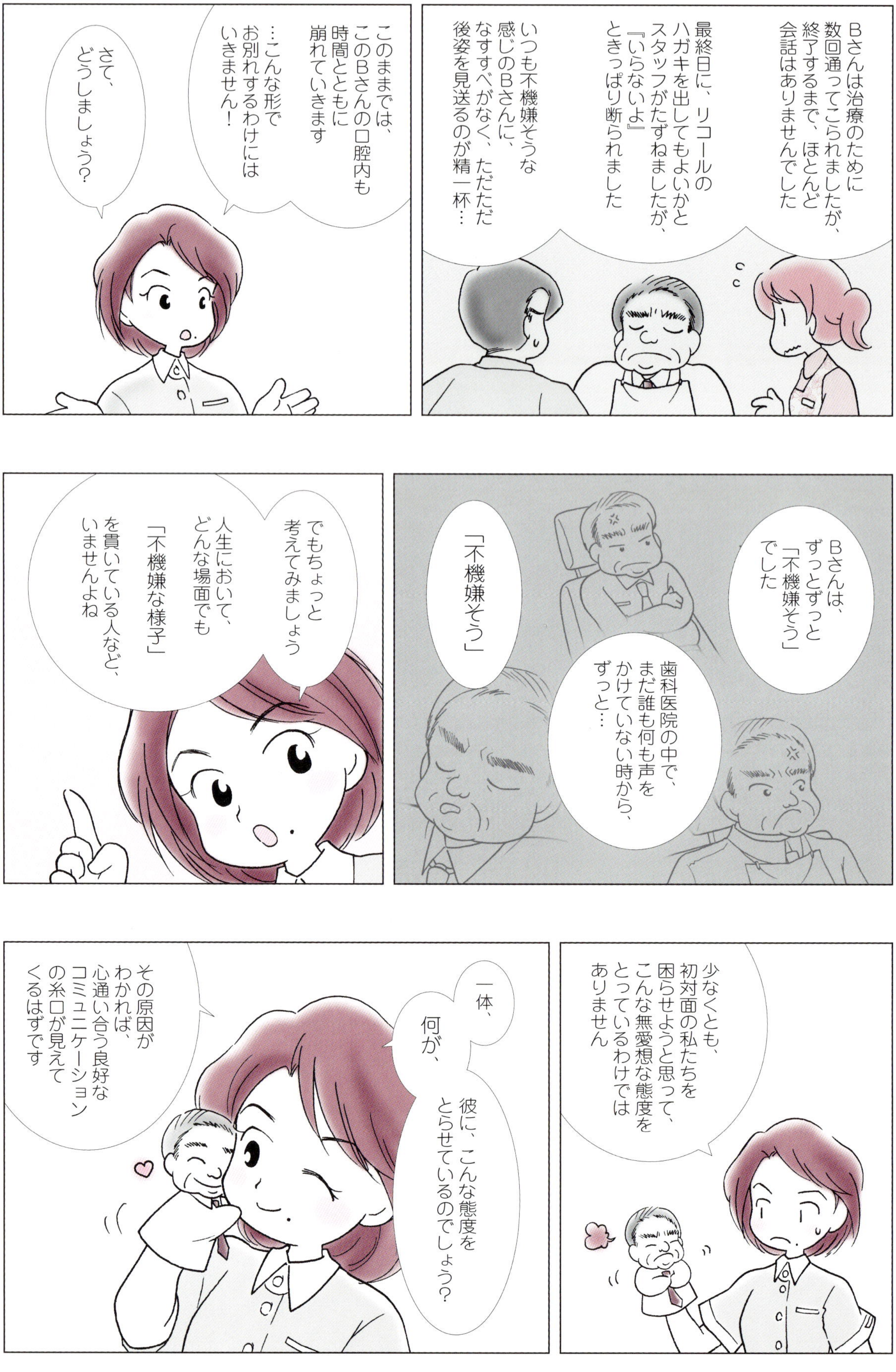
Bさんは治療のために数回通ってこられましたが、終了するまで、ほとんど会話はありませんでした
最終日に、リコールのハガキを出してもよいかとスタッフがたずねましたが、『いらないよ』ときっぱり断られました
いつも不機嫌そうな感じのBさんに、なすすべがなく、ただただ後姿を見送るのが精一杯…
このままでは、このBさんの口腔内も時間とともに崩れていきます
…こんな形でお別れするわけにはいきません！
さて、どうしましょう？
Bさんは、ずっとずっと「不機嫌そう」でした
「不機嫌そう」
歯科医院の中で、まだ誰も何も声をかけていない時から、ずっと…
でもちょっと考えてみましょう
人生において、どんな場面でも「不機嫌な様子」を貫いている人など、いませんよね
少なくとも、初対面の私たちを困らせようと思って、こんな無愛想な態度をとっているわけではありません
一体、
何が、
彼に、こんな態度をとらせているのでしょう？
その原因がわかれば、心通い合う良好なコミュニケーションの糸口が見えてくるはずです

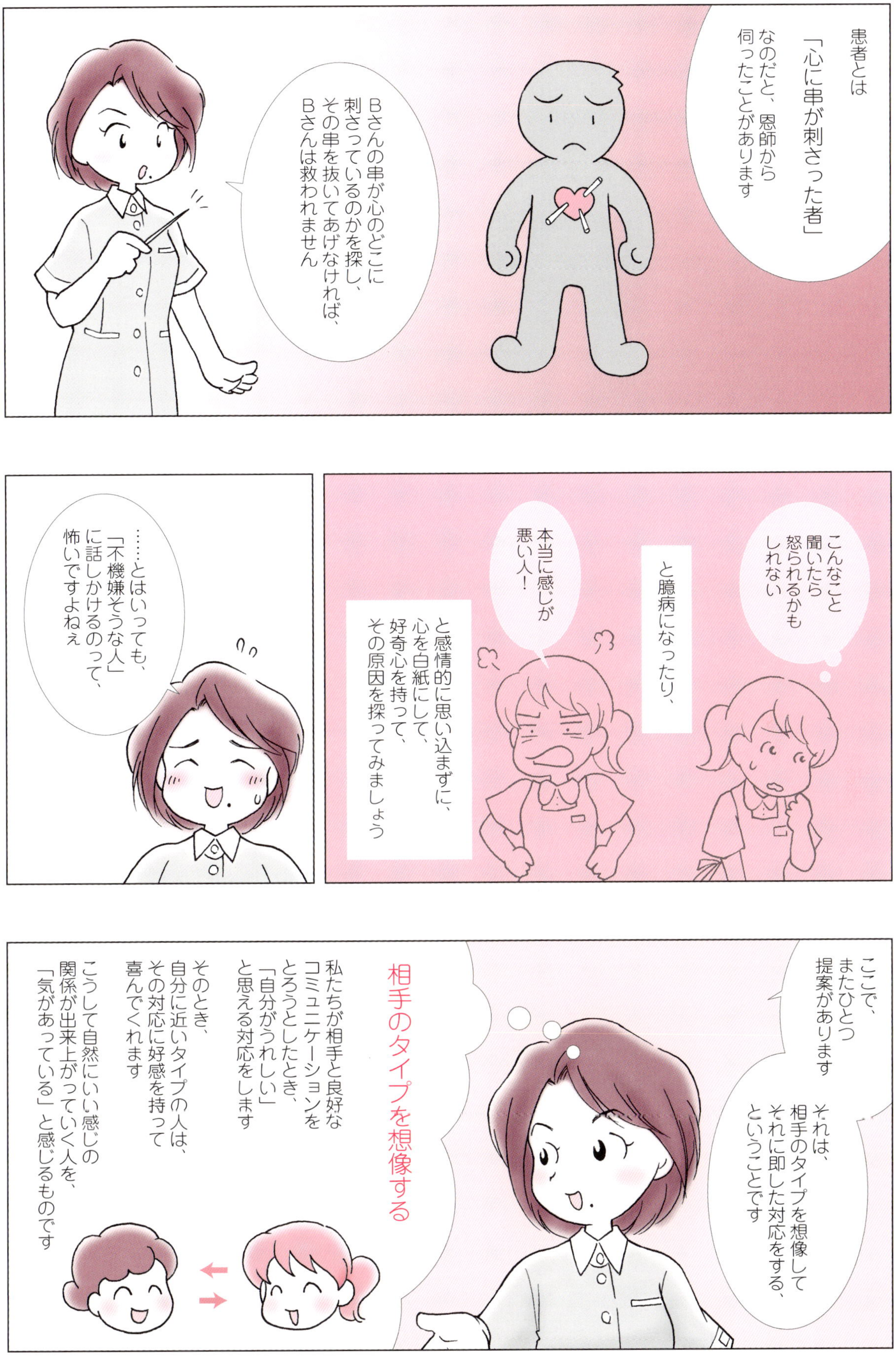
患者とは
「心に串が刺さった者」
なのだと、恩師から
伺ったことがあります
Bさんの串が心のどこに
刺さっているのかを探し、
その串を抜いてあげなければ、
Bさんは救われません
こんなこと
聞いたら
怒られるかも
しれない
と臆病になったり、
本当に感じが
悪い人！
と感情的に思い込まずに、
心を白紙にして、
好奇心を持って、
その原因を探ってみましょう
……とはいっても、
「不機嫌そうな人」
に話しかけるのって、
怖いですよねぇ
ここで、
またひとつ
提案があります
それは、
相手のタイプを想像して
それに即した対応をする、
ということです
相手のタイプを想像する
私たちが相手と良好な
コミュニケーションを
とろうとしたとき、
「自分がうれしい」
と思える対応をします
そのとき、
自分に近いタイプの人は、
その対応に好感を持って
喜んでくれます
こうして自然にいい感じの
関係が出来上がっていく人を、
「気があっている」と感じるものです

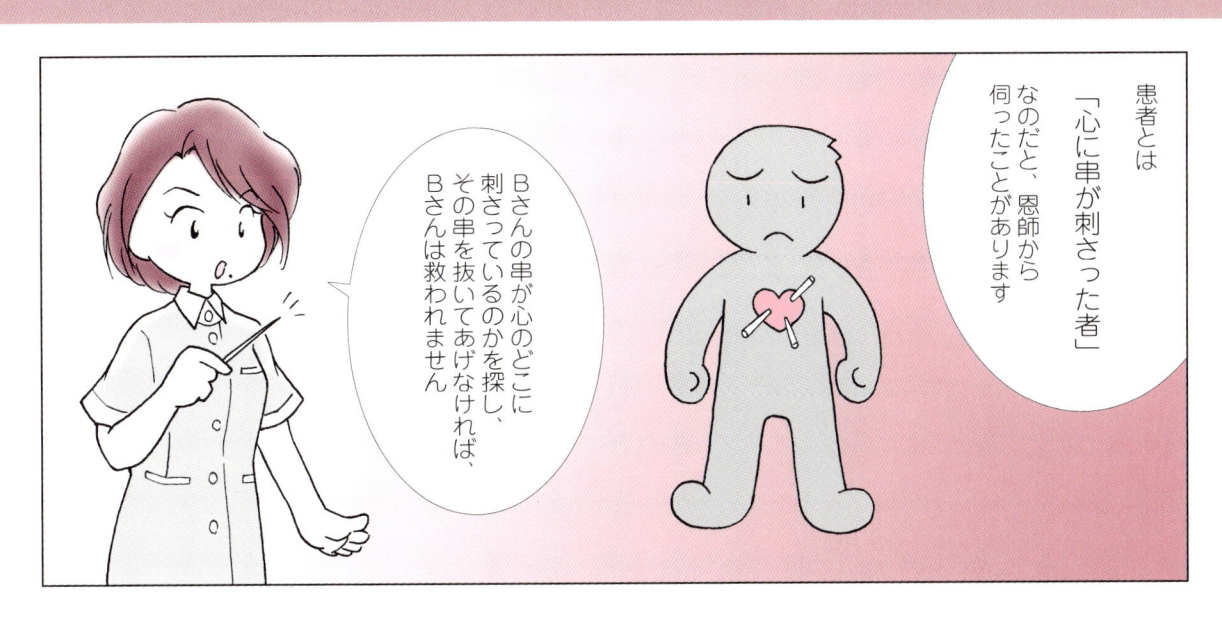

しかし、なかには「自分ならうれしい」と思って取った行動がまったく受け入れられず、
何を考えているのかがぜんぜん読めない人もいます
苦手
そんな人に対しては、おのずと「苦手」という意識を持ってしまいがちです
つまり、人にはそれぞれ「タイプ」があるのです
もしそのタイプがわかれば、その人にあったコミュニケーションをとることができるはず…

ここで紹介する『CSI : Communication Style Inventory』というコミュニケーションツールは、さまざまな人をコミュニケーションスタイルで分類したものです。
図に示したように、「自己主張」と「感情表出」という二軸を指標として、四つのタイプが示されています

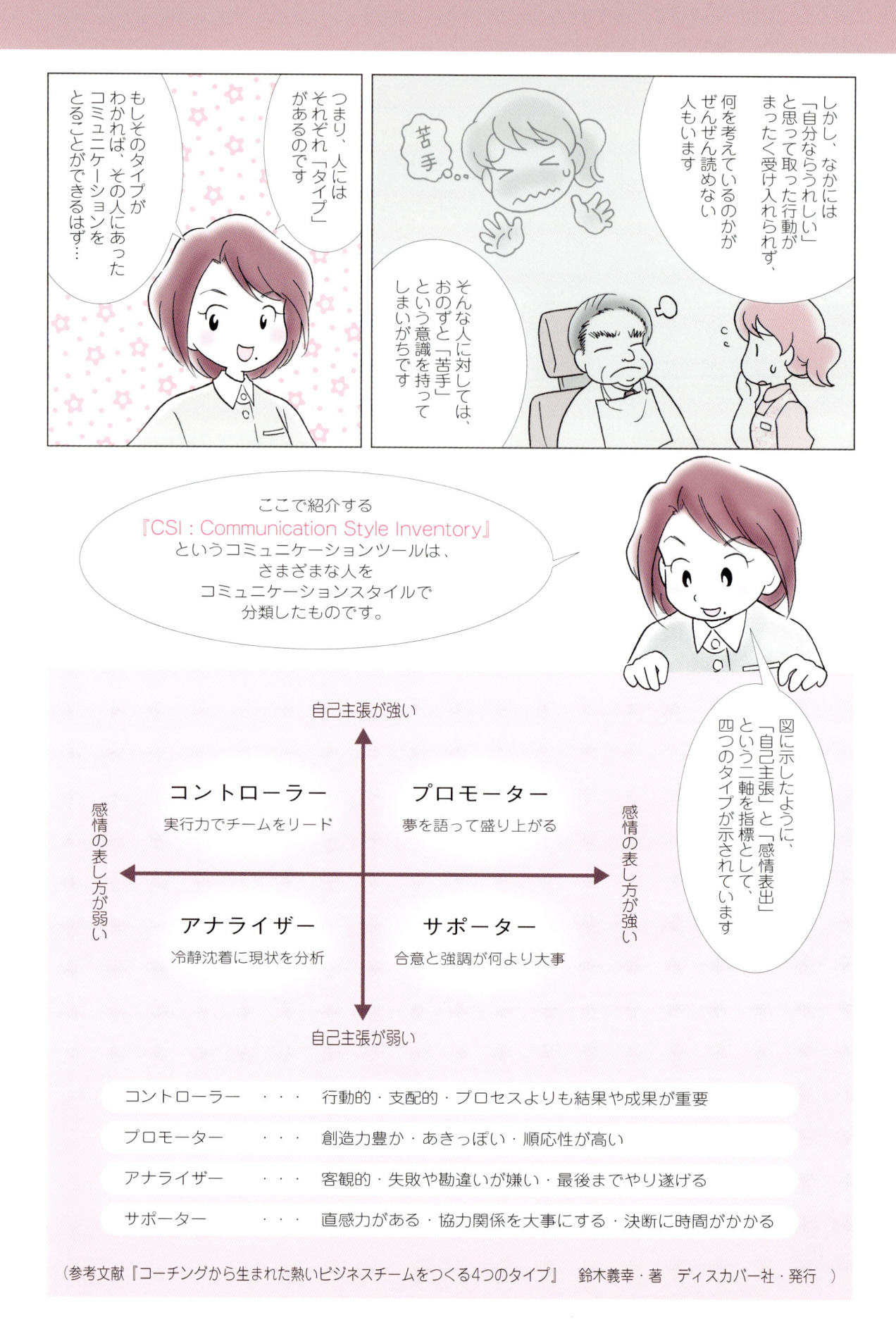

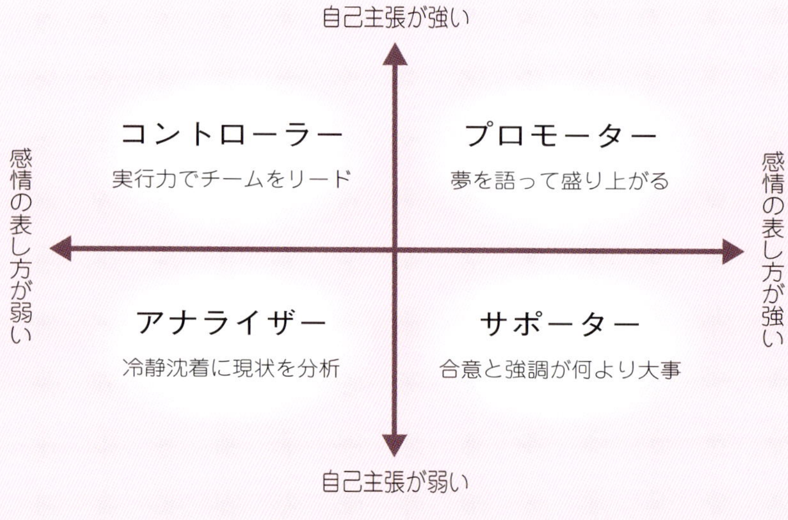
自己主張が強い
コントローラー
実行力でチームをリード
プロモーター
夢を語って盛り上がる
感情の表し方が弱い
感情の表し方が強い
アナライザー
冷静沈着に現状を分析
サポーター
合意と強調が何より大事
自己主張が弱い

| | | |
|---|---|---|
| コントローラー | ・・・ | 行動的・支配的・プロセスよりも結果や成果が重要 |
| プロモーター | ・・・ | 創造力豊か・あきっぽい・順応性が高い |
| アナライザー | ・・・ | 客観的・失敗や勘違いが嫌い・最後までやり遂げる |
| サポーター | ・・・ | 直感力がある・協力関係を大事にする・決断に時間がかかる |

（参考文献『コーチングから生まれた熱いビジネスチームをつくる4つのタイプ』　鈴木義幸・著　ディスカバー社・発行　）

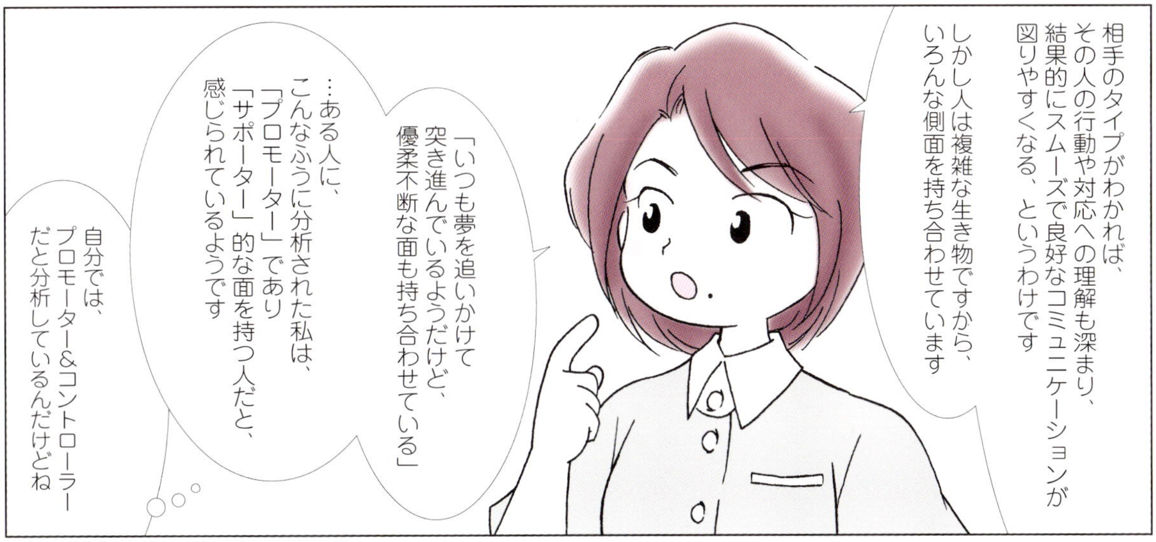
相手のタイプがわかれば、その人の行動や対応への理解も深まり、結果的にスムーズで良好なコミュニケーションが図りやすくなる、というわけです
しかし人は複雑な生き物ですから、いろんな側面を持ち合わせています
「いつも夢を追いかけて突き進んでいるようだけど、優柔不断な面も持ち合わせている」
…ある人に、こんなふうに分析された私は、「プロモーター」であり「サポーター」的な面を持つ人だと、感じられているようです
自分では、プロモーター&コントローラーだと分析しているんだけどね

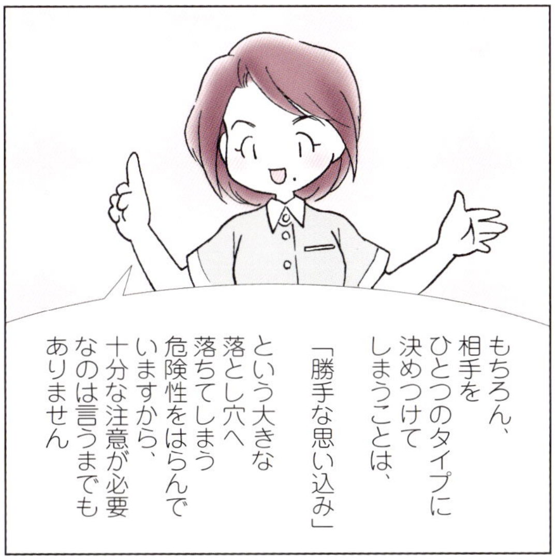
もちろん、相手をひとつのタイプに決めつけてしまうことは、「勝手な思い込み」という大きな落とし穴へ落ちてしまう危険性をはらんでいますから、十分な注意が必要なのは言うまでもありません

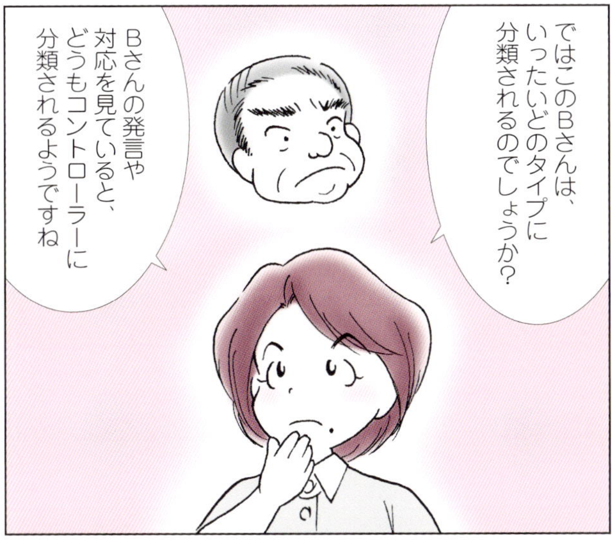
ではこのBさんは、いったいどのタイプに分類されるのでしょうか?
Bさんの発言や対応を見ていると、どうもコントローラーに分類されるようですね

### コントローラーの特徴

- 行動的で、自分が思ったとおりに物事を進めることを好む
- リスクを恐れず、目標達成に邁進する
- 過程よりも結果や成果を重視する
- 他人から指示されることを何よりも嫌う

### コントローラーの対人関係

- 人を寄せつけない印象を与える
- 闘いを通じて相手を知ろうとする
- 自分以外の人間は弱い存在だと思っている
- 自分の内面に他人同様の弱さを見ないようにするために相手を責める傾向がある
- 人をなかなか信頼しない
- 人の気持ちには鈍感なほう

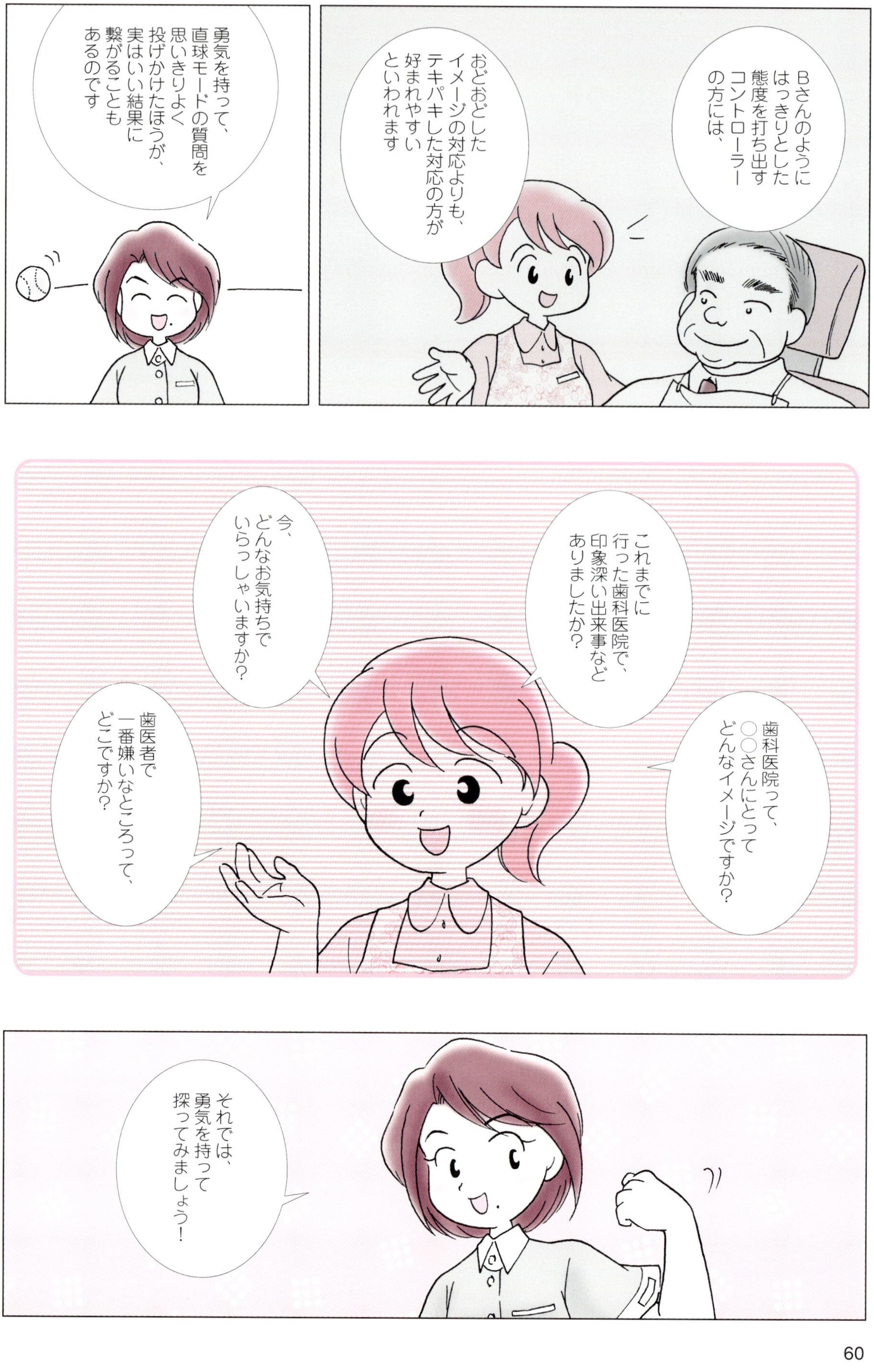
Bさんのようにはっきりとした態度を打ち出すコントローラーの方には、
おどおどしたイメージの対応よりも、テキパキした対応の方が好まれやすいといわれます
勇気を持って、直球モードの質問を思いきりよく投げかけたほうが、実はいい結果に繋がることもあるのです
歯科医院って、○○さんにとってどんなイメージですか?
これまでに行った歯科医院で、印象深い出来事などありましたか?
今、どんなお気持ちでいらっしゃいますか?
歯医者で一番嫌いなところって、どこですか?
それでは、勇気を持って探ってみましょう!

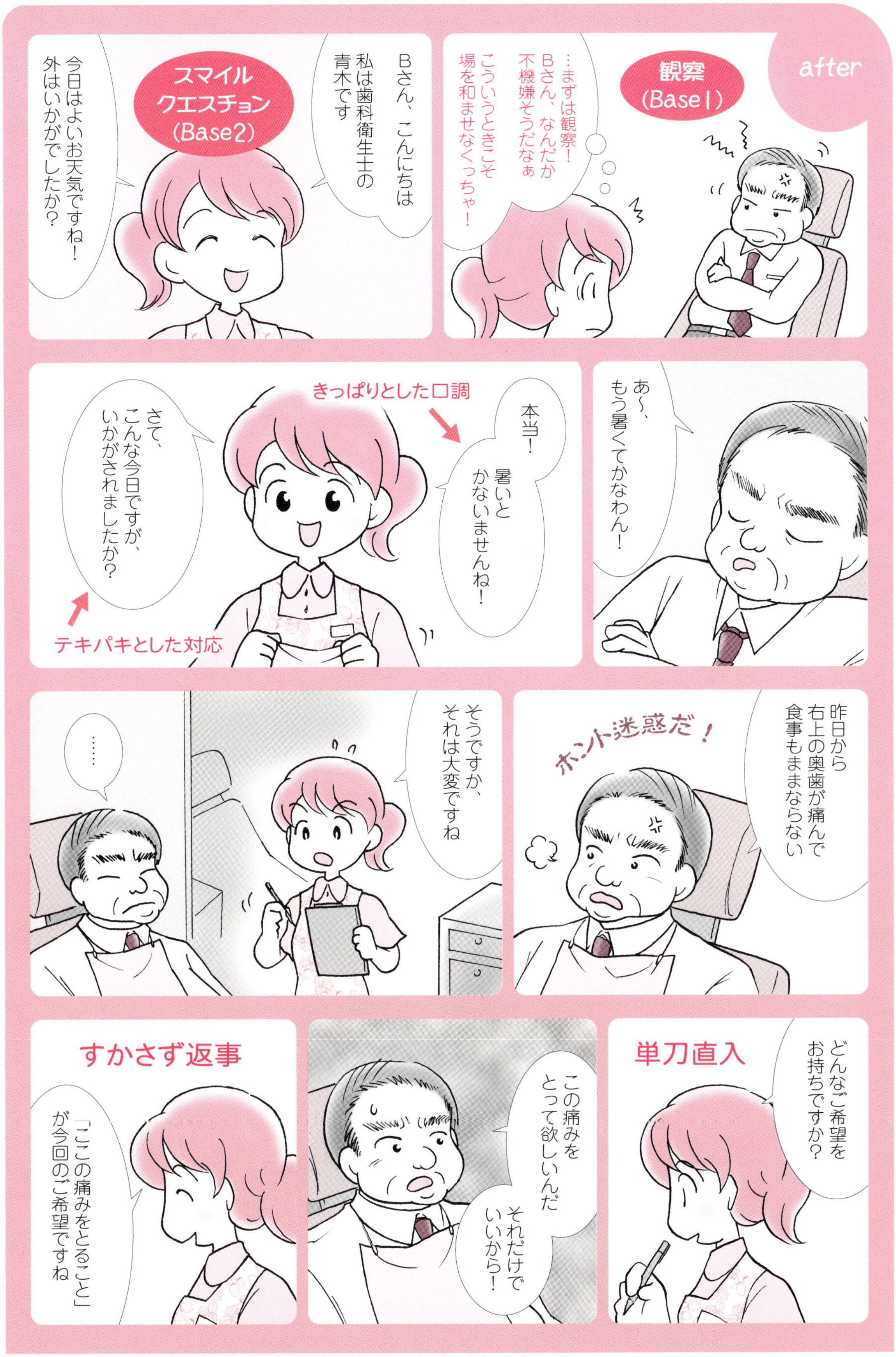
after
観察（Base1）
…まずは観察！ Bさん、なんだか不機嫌そうだなぁ
こういうときこそ場を和ませなくっちゃ！
スマイルクエスチョン（Base2）
Bさん、こんにちは 私は歯科衛生士の青木です
今日はよいお天気ですね！ 外はいかがでしたか？
あ〜、もう暑くてかなわん！
きっぱりとした口調
本当！ 暑いとかないませんね！
さて、こんな今日ですが、いかがされましたか？
テキパキとした対応
ホント迷惑だ！
昨日から右上の奥歯が痛んで食事もままならない
そうですか、それは大変ですね
……
単刀直入
どんなご希望をお持ちですか？
この痛みをとって欲しいんだ
それだけでいいから！
すかさず返事
「ここの痛みをとること」が今回のご希望ですね

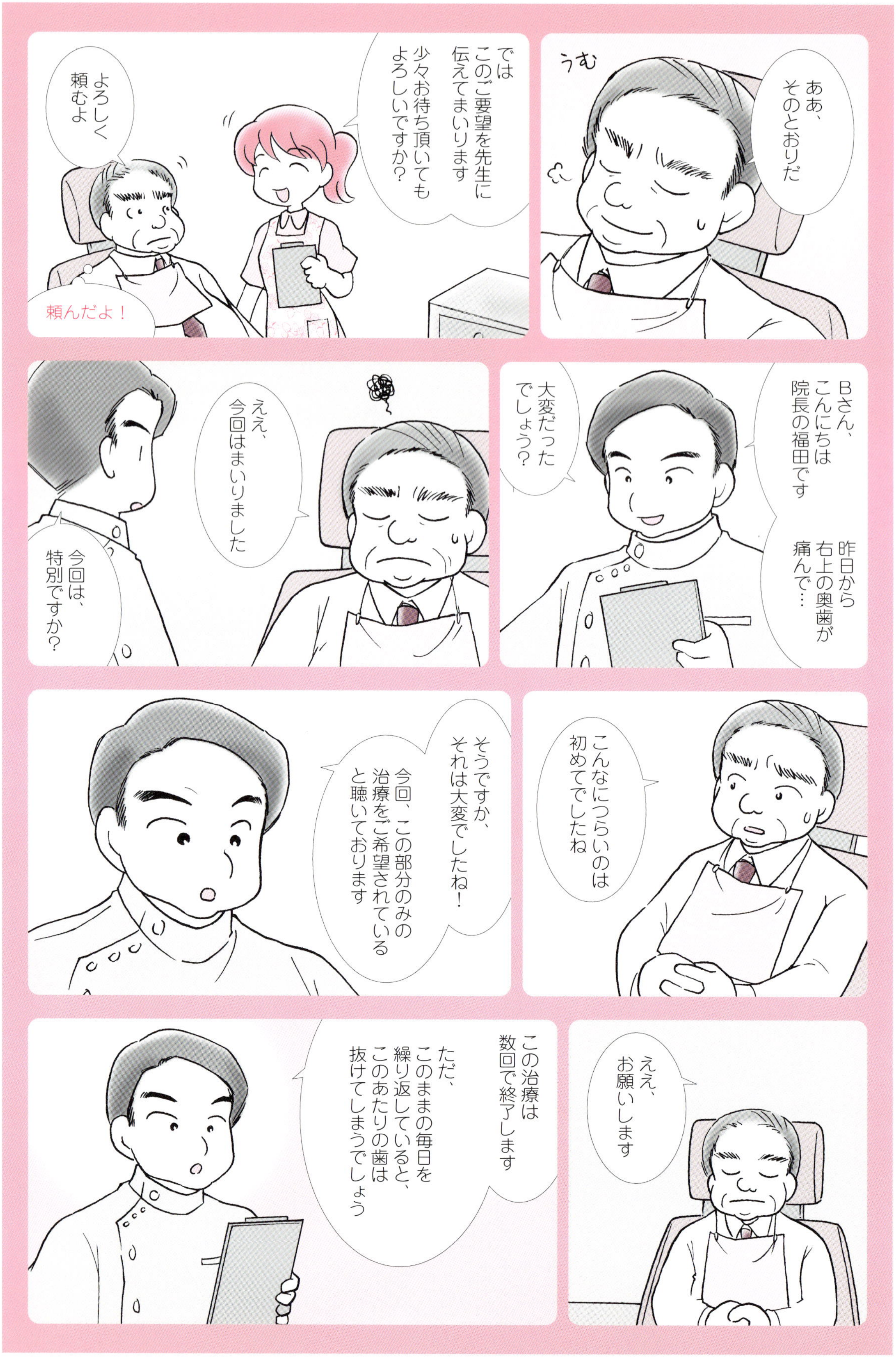
うむ
ああ、そのとおりだ
では このご要望を先生に伝えてまいります 少々お待ち頂いてもよろしいですか?
よろしく頼むよ
頼んだよ！
Bさん、こんにちは 院長の福田です
大変だったでしょう?
昨日から右上の奥歯が痛んで…
ええ、今回はまいりました
今回は、特別ですか?
こんなにつらいのは初めてでしたね
そうですか、それは大変でしたね！
今回、この部分のみの治療をご希望されていると聴いております
ええ、お願いします
この治療は数回で終了します
ただ、このままの毎日を繰り返していると、このあたりの歯は抜けてしまうでしょう

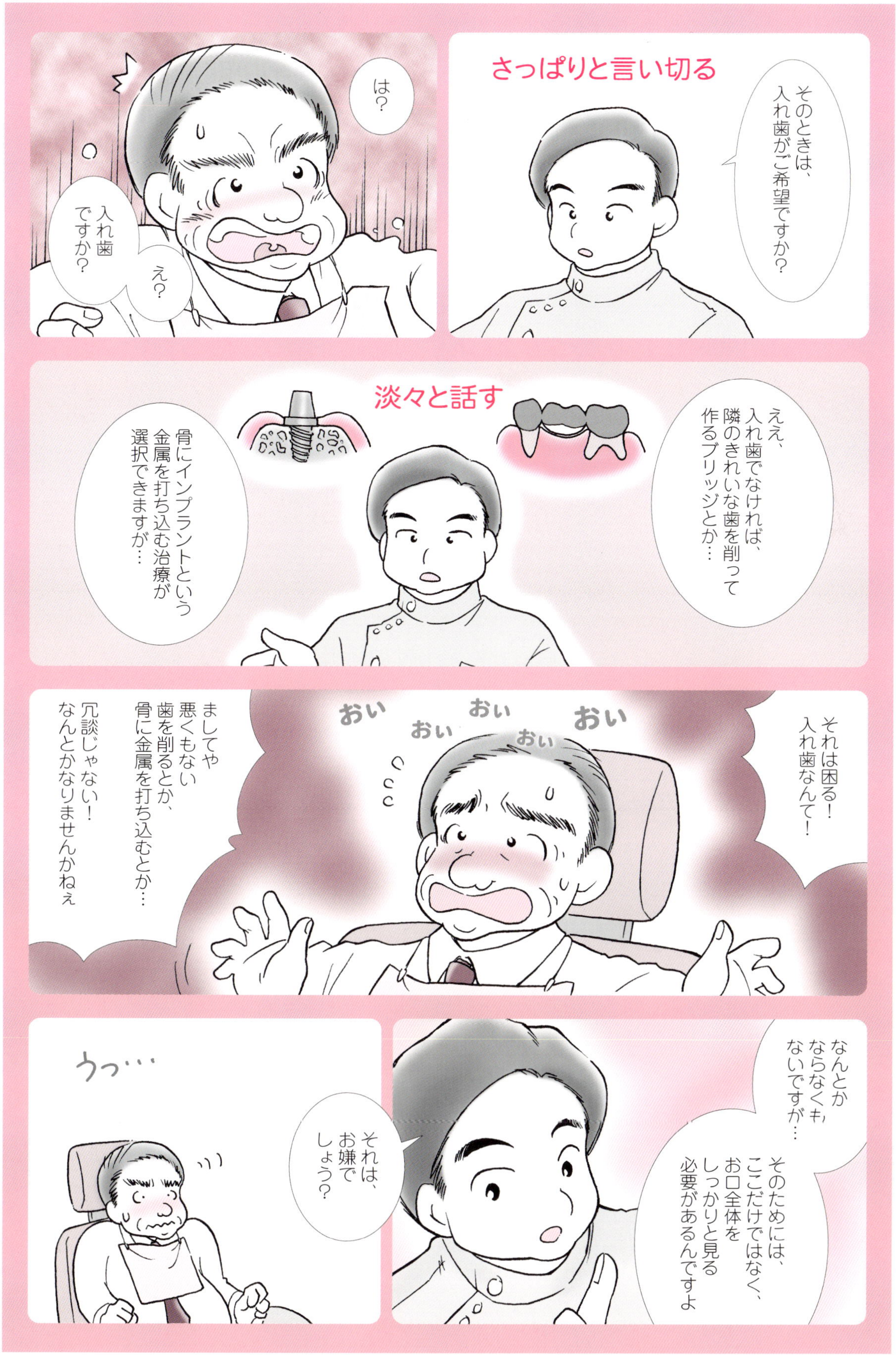
さっぱりと言い切る
そのときは、入れ歯がご希望ですか？
は？
え？
入れ歯ですか？
淡々と話す
ええ、入れ歯でなければ、隣のきれいな歯を削って作るブリッジとか…
骨にインプラントという金属を打ち込む治療が選択できますが…
おい
おぃ
おぃ
おぃ
おい
それは困る！入れ歯なんて！
ましてや悪くもない歯を削るとか、骨に金属を打ち込むとか…
冗談じゃない！なんとかなりませんかねぇ
なんとかならなくもないですが…
そのためには、ここだけではなく、お口全体をしっかりと見る必要があるんですよ
それは、お嫌でしょう？
うっ…

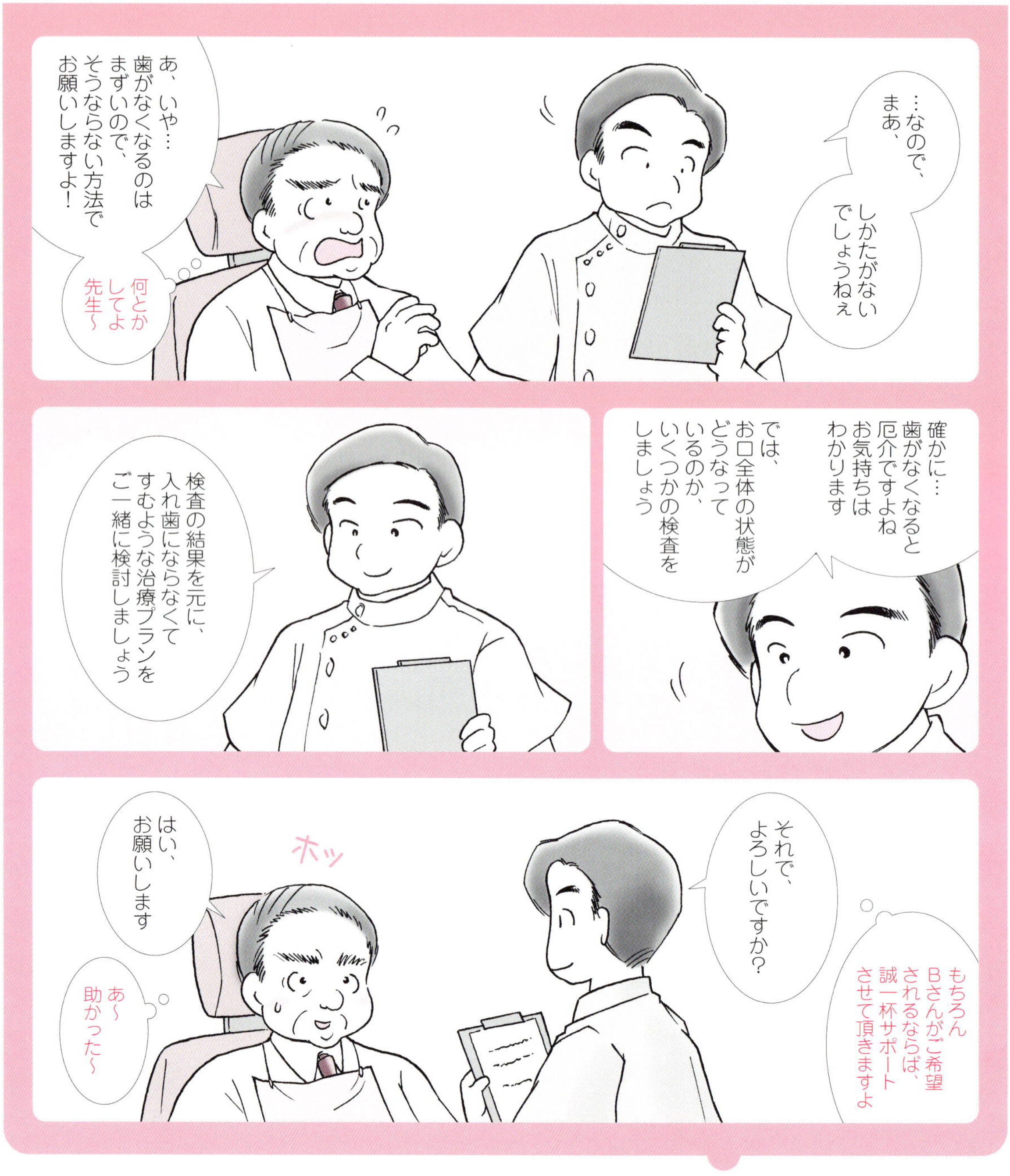
…なので、まあ、
しかたがないでしょうねぇ
あ、いや…歯がなくなるのはまずいので、そうならない方法でお願いしますよ！
何とかしてよ先生～
確かに…歯がなくなると厄介ですよねお気持ちはわかります
では、お口全体の状態がどうなっているのか、いくつかの検査をしましょう
検査の結果を元に、入れ歯にならなくてすむような治療プランをご一緒に検討しましょう
それで、よろしいですか？
もちろんBさんがご希望されるならば、誠一杯サポートさせて頂きますよ
ホッ
はい、お願いします
あ～助かった～

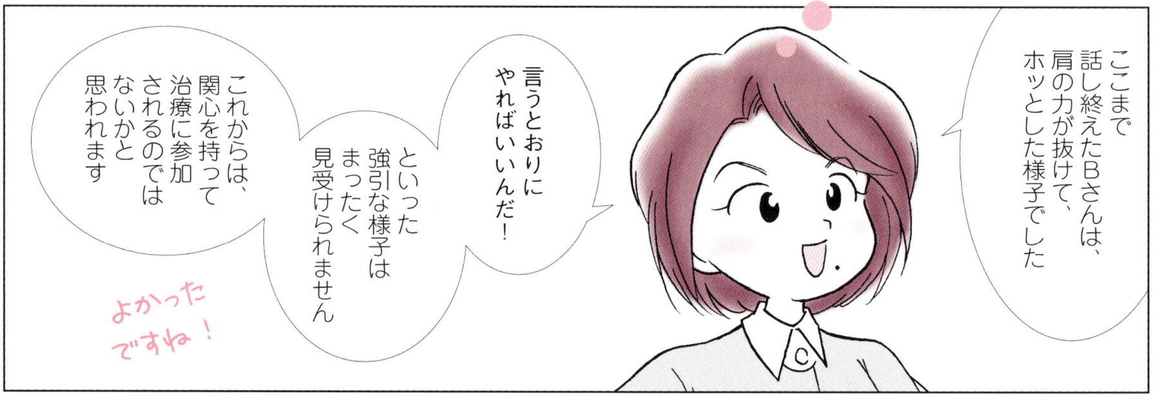
ここまで話し終えたBさんは、肩の力が抜けて、ホッとした様子でした
言うとおりにやればいいんだ！
といった強引な様子はまったく見受けられません
これからは、関心を持って治療に参加されるのではないかと思われます
よかったですね！

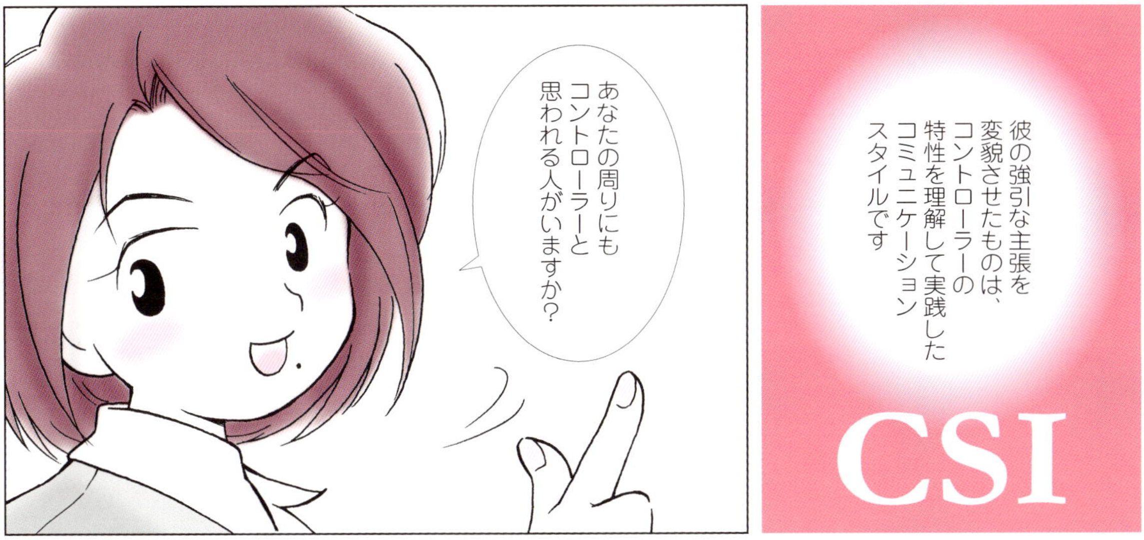
彼の強引な主張を変貌させたものは、コントローラーの特性を理解して実践したコミュニケーションスタイルです
CSI
あなたの周りにもコントローラーと思われる人がいますか？

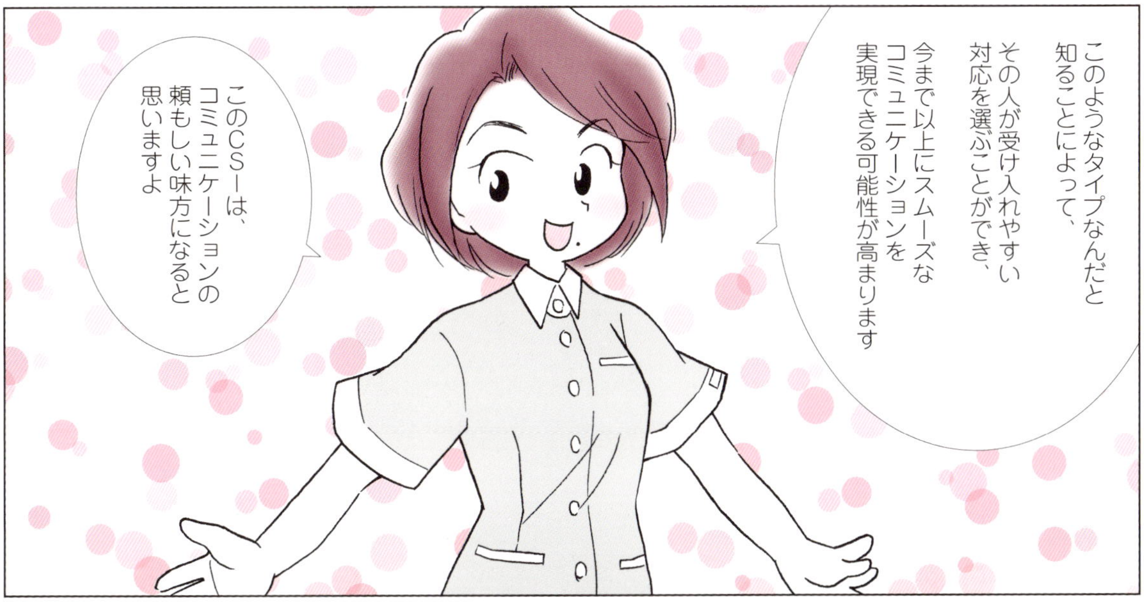
このようなタイプなんだと知ることによって、その人が受け入れやすい対応を選ぶことができ、今まで以上にスムーズなコミュニケーションを実現できる可能性が高まります
このCSIは、コミュニケーションの頼もしい味方になると思いますよ

**コミュニケーションスキル**

Point 1

相手のタイプを探ろう！

CSI（Communication Style Inventory）の活用

## 第３章

## Cさんの場合　～　女性　20代　ＯＬ

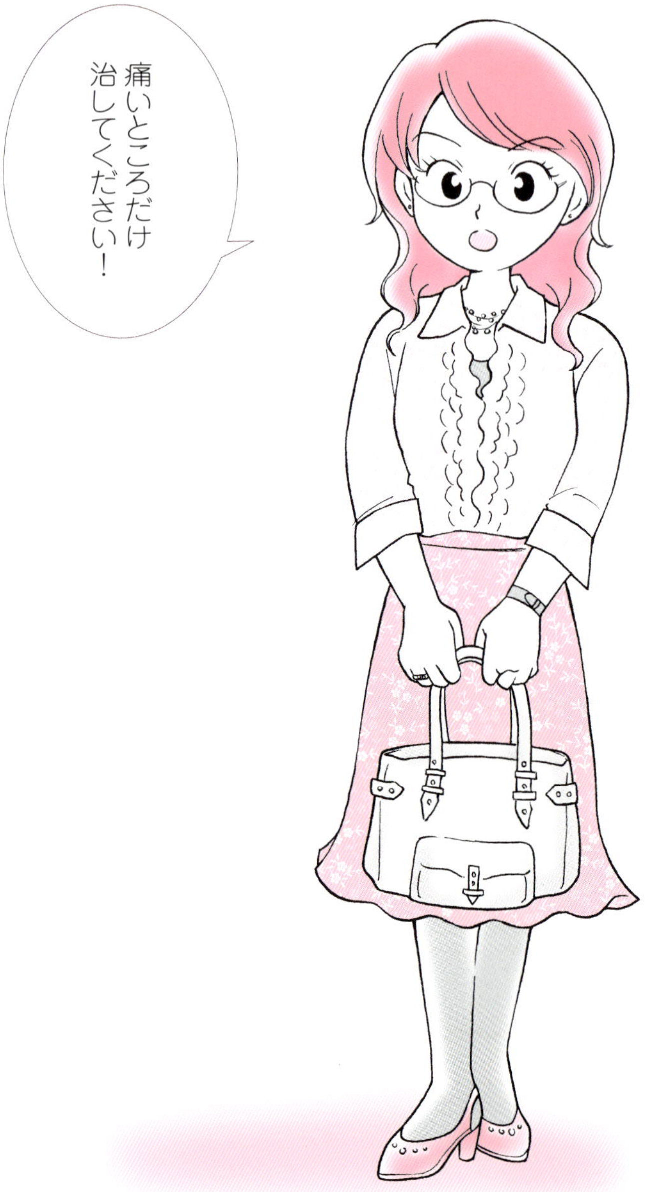
痛いところだけ
治してください！

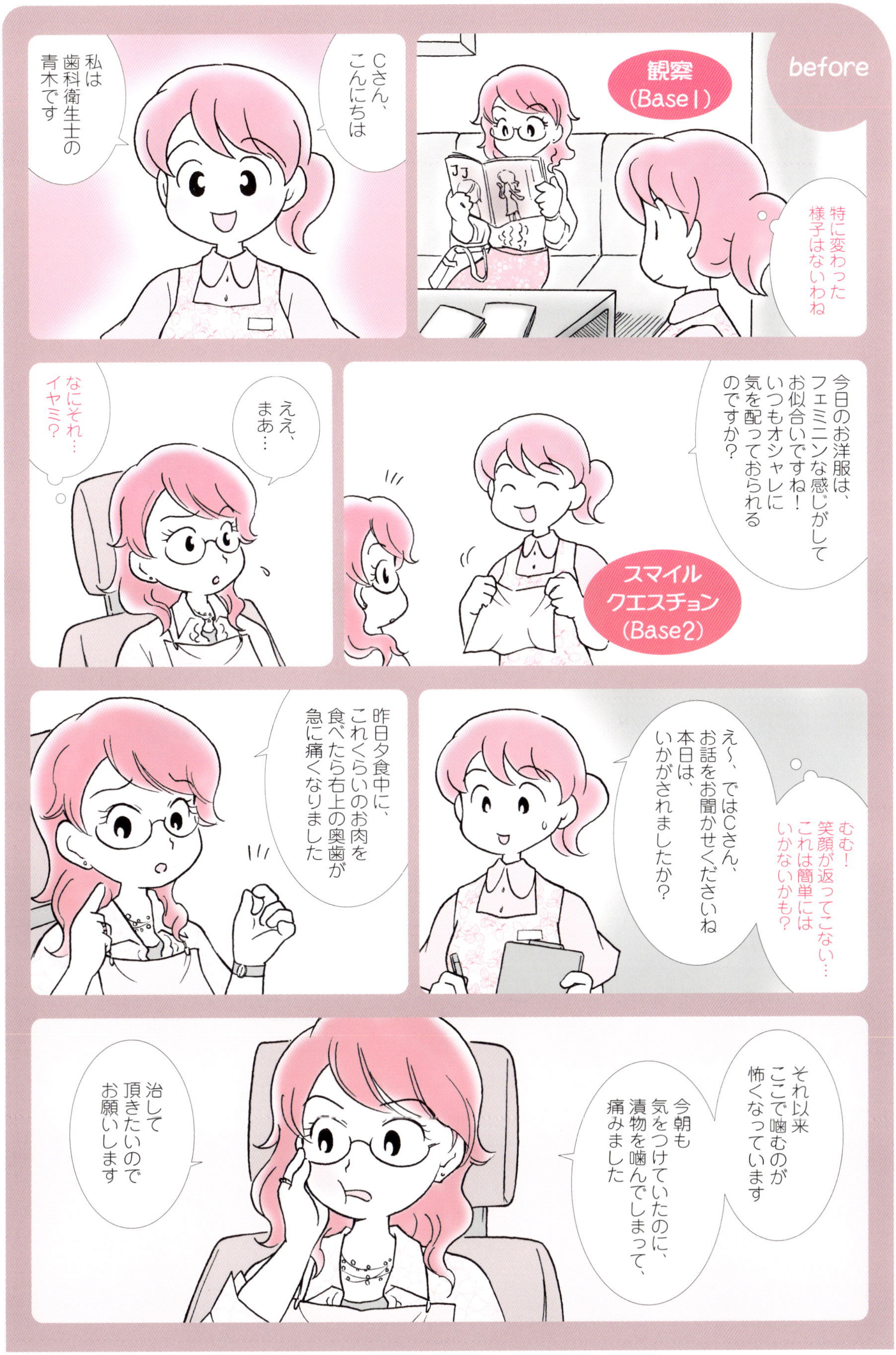
before
観察(Base1)
特に変わった様子はないわね
Cさん、こんにちは
私は歯科衛生士の青木です
今日のお洋服は、フェミニンな感じがしてお似合いですね！いつもオシャレに気を配っておられるのですか？
スマイルクエスチョン(Base2)
ええ、まあ…
なにそれ…イヤミ？
え～、ではCさん、お話をお聞かせくださいね　本日は、いかがされましたか？
むむ！笑顔が返ってこない…これは簡単にはいかないかも？
昨日夕食中に、これくらいのお肉を食べたら右上の奥歯が急に痛くなりました
それ以来ここで噛むのが怖くなっています
今朝も気をつけていたのに、漬物を噛んでしまって、痛みました
治して頂きたいのでお願いします

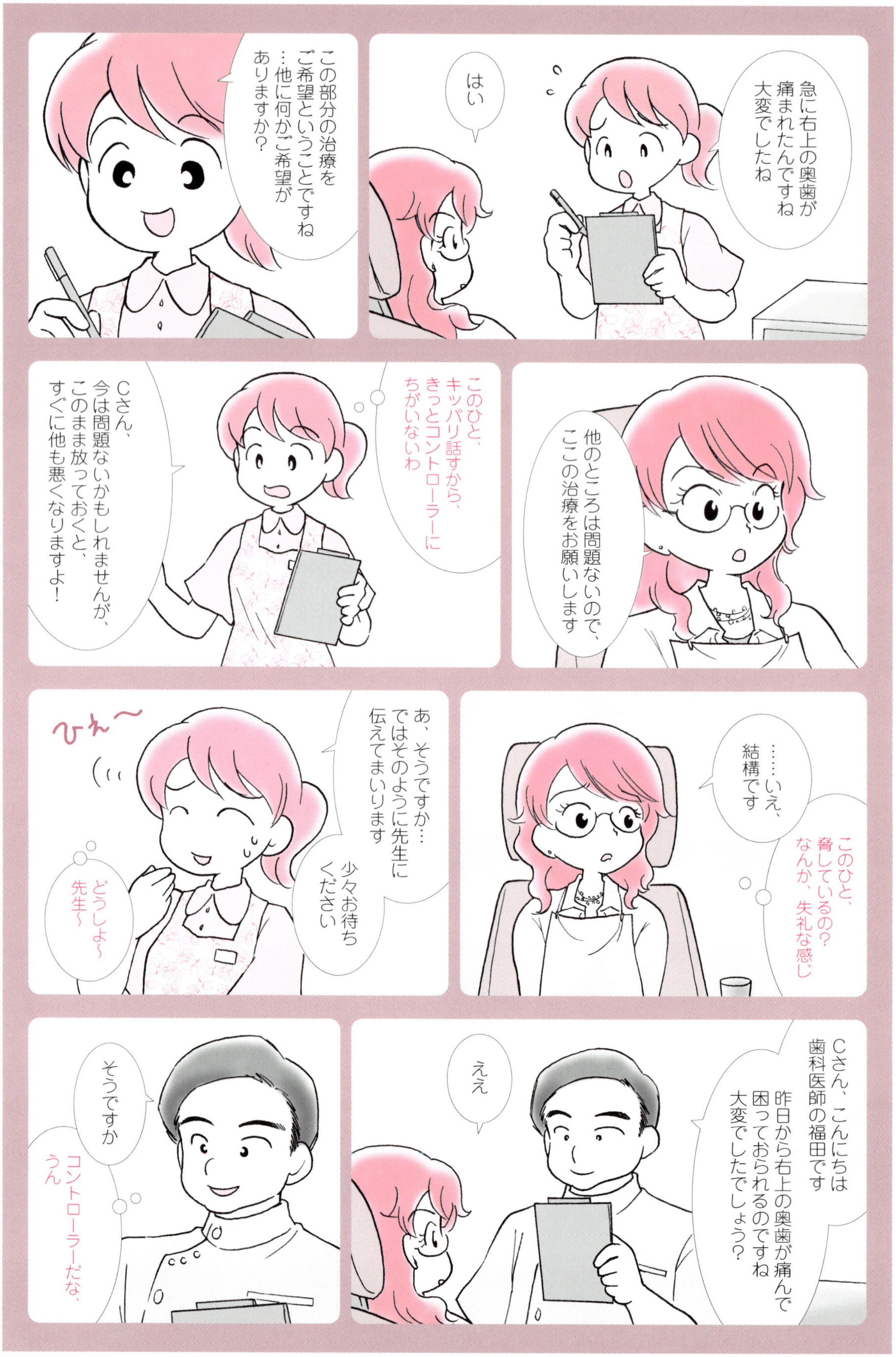
急に右上の奥歯が痛まれたんですね大変でしたね
はい
この部分の治療をご希望ということですね…他に何かご希望がありますか?
他のところは問題ないので、ここの治療をお願いします
このひと、キッパリ話すから、きっとコントローラーにちがいないわ
Cさん、今は問題ないかもしれませんが、このまま放っておくと、すぐに他も悪くなりますよ!
……いえ、結構です
このひと、脅しているの? なんか、失礼な感じ
あ、そうですか…ではそのように先生に伝えてまいります
少々お待ちください
ひぇ〜
どうしょ〜 先生〜
Cさん、こんにちは 歯科医師の福田です 昨日から右上の奥歯が痛んで困っておられるのですね 大変でしたでしょう?
ええ
そうですか
コントローラーだな、うん

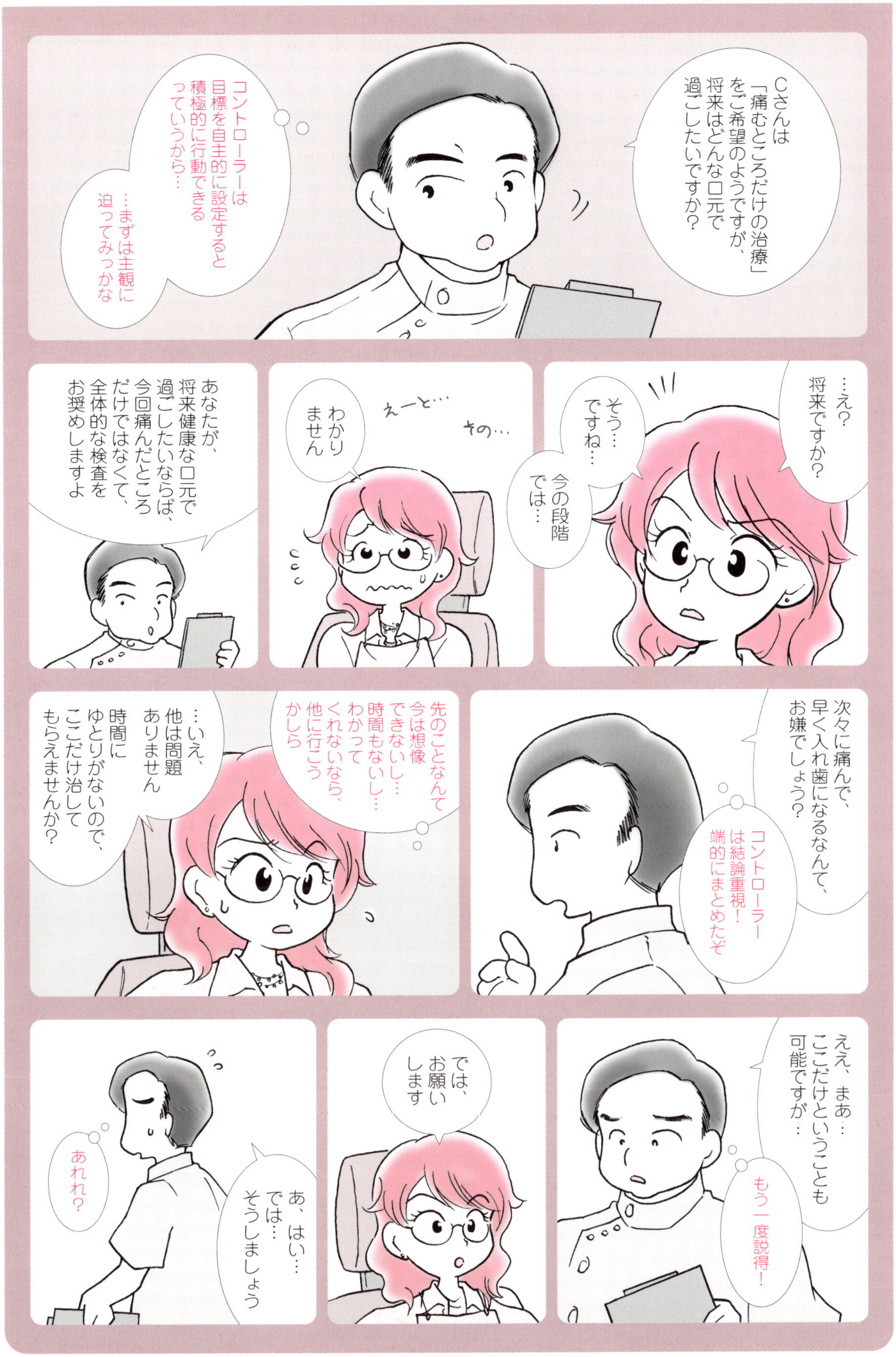
Cさんは「痛むところだけの治療」をご希望のようですが、将来はどんな口元で過ごしたいですか？
コントローラーは目標を自主的に設定すると積極的に行動できるっていうから…
…まずは主観に迫ってみっかな
…え？ 将来ですか？
そう…ですね…
今の段階では…
えーと…
その…
わかりません
あなたが、将来健康な口元で過ごしたいならば、今回痛んだところだけではなくて、全体的な検査をお奨めしますよ
次々に痛んで、早く入れ歯になるなんて、お嫌でしょう？
コントローラーは結論重視！ 端的にまとめたぞ
先のことなんて今は想像できないし…時間もないし…わかってくれないなら、他に行こうかしら
…いえ、他は問題ありません
時間にゆとりがないので、ここだけ治してもらえませんか？
ええ、まあ…ここだけということも可能ですが…
もう一度説得！
では、お願いします
あ、はい…では…そうしましょう
あれれ？

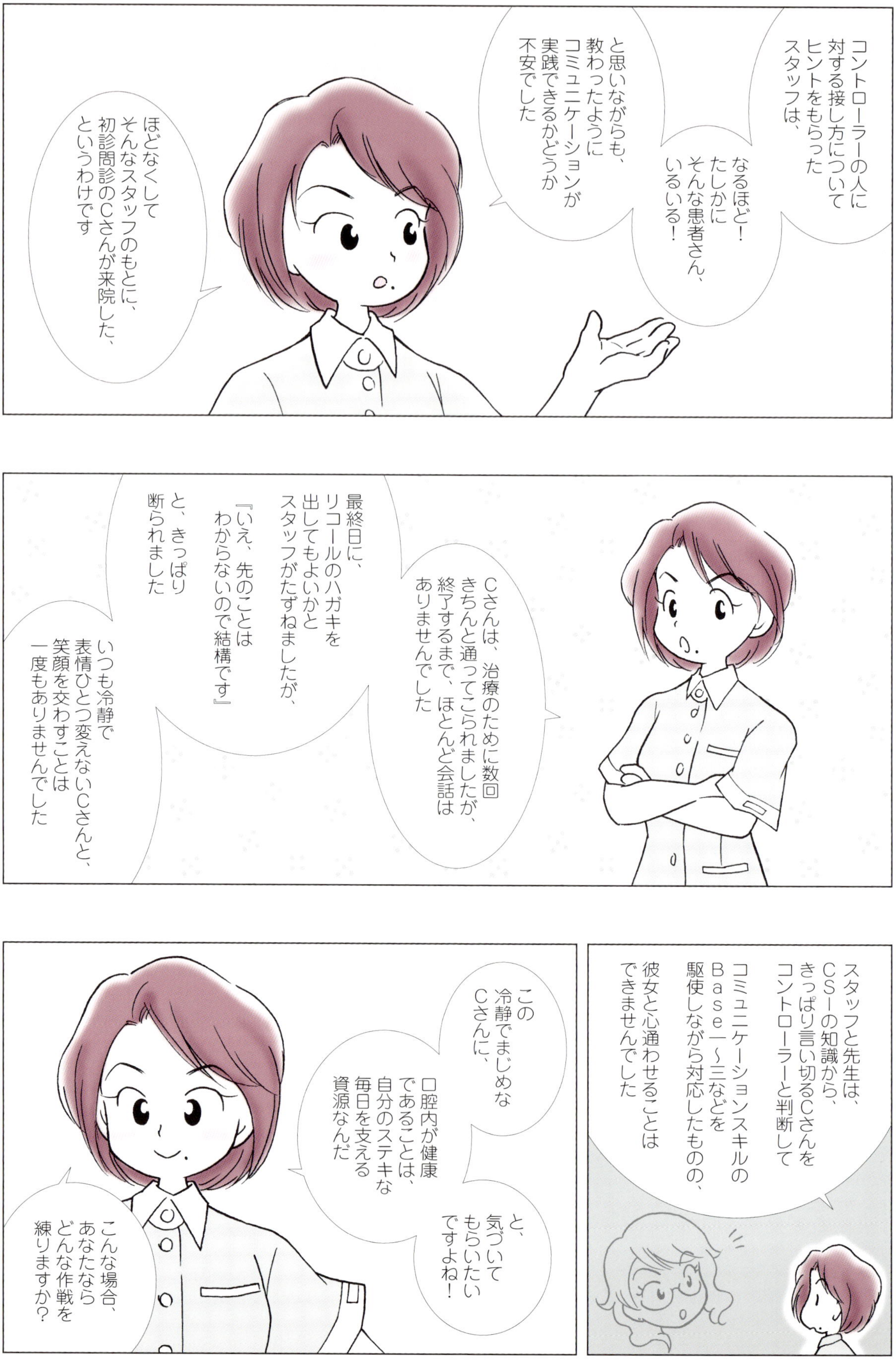
コントローラーの人に対する接し方についてヒントをもらったスタッフは、
なるほど！たしかにそんな患者さん、いるいる！
と思いながらも、教わったようにコミュニケーションが実践できるかどうか不安でした
ほどなくしてそんなスタッフのもとに、初診問診のCさんが来院した、というわけです
Cさんは、治療のために数回きちんと通ってこられましたが、終了するまで、ほとんど会話はありませんでした
最終日に、リコールのハガキを出してもよいかとスタッフがたずねましたが、『いえ、先のことはわからないので結構です』と、きっぱり断られました
いつも冷静で表情ひとつ変えないCさんと、笑顔を交わすことは一度もありませんでした
スタッフと先生は、CSⅠの知識から、きっぱり言い切るCさんをコントローラーと判断してコミュニケーションスキルのBase一～三などを駆使しながら対応したものの、彼女と心通わせることはできませんでした
この冷静でまじめなCさんに、
口腔内が健康であることは、自分の毎日を支えるステキな資源なんだ
と、気づいてもらいたいですよね！
こんな場合、あなたならどんな作戦を練りますか？

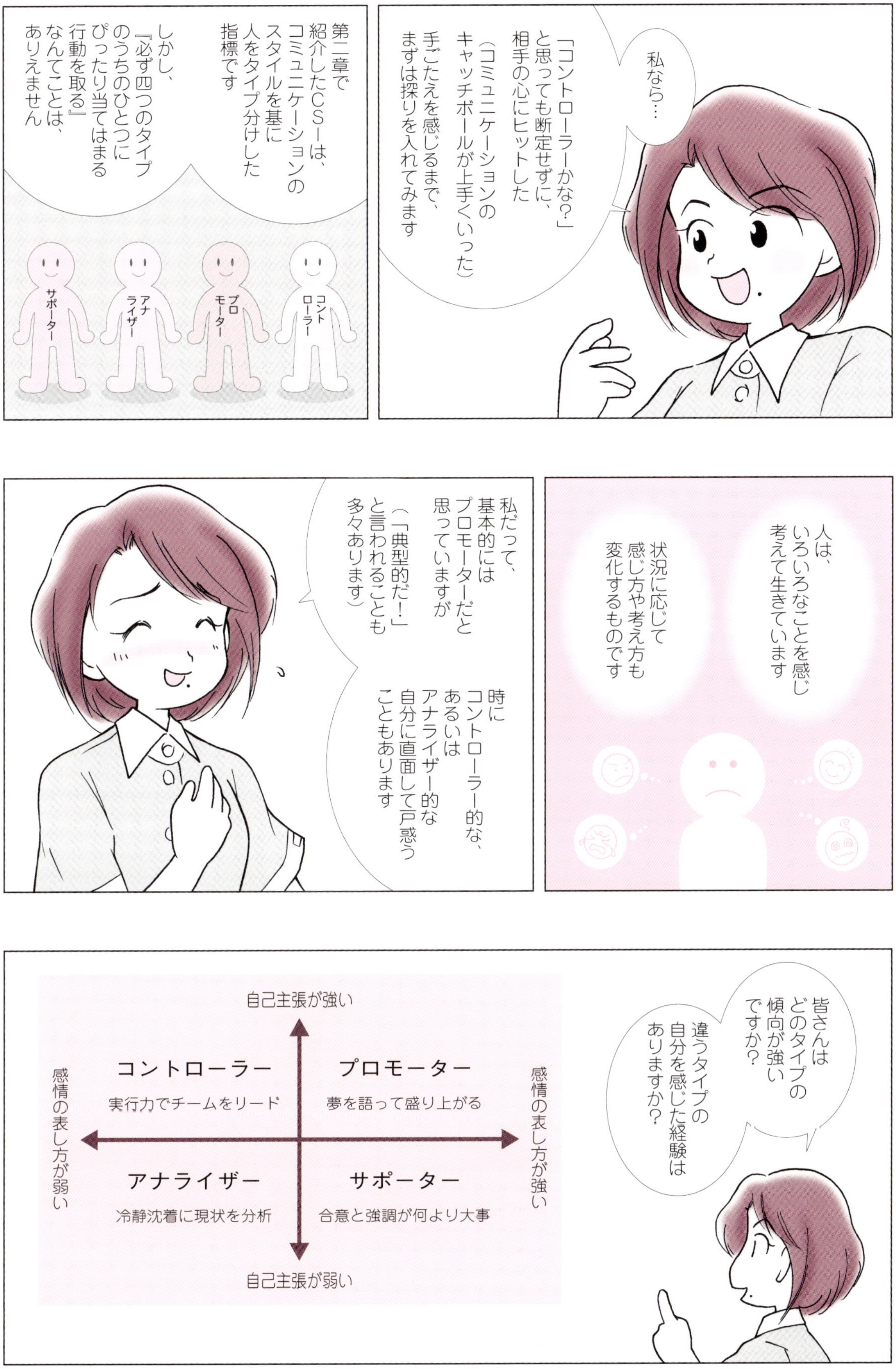
私なら…
「コントローラーかな?」と思っても断定せずに、相手の心にヒットした（コミュニケーションのキャッチボールが上手くいった）手ごたえを感じるまで、まずは探りを入れてみます
第二章で紹介したCSIは、コミュニケーションのスタイルを基に人をタイプ分けした指標です
しかし、『必ず四つのタイプのうちのひとつにぴったり当てはまる行動を取る』なんてことは、ありえません
コントローラー
プロモーター
アナライザー
サポーター
人は、いろいろなことを感じ考えて生きています
状況に応じて感じ方や考え方も変化するものです
私だって、基本的にはプロモーターだと思っていますが（「典型的だ!」と言われることも多々あります）
時にコントローラー的な、あるいはアナライザー的な自分に直面して戸惑うこともあります
皆さんはどのタイプの傾向が強いですか?
違うタイプの自分を感じた経験はありますか?
自己主張が強い
自己主張が弱い
感情の表し方が弱い
感情の表し方が強い
コントローラー
実行力でチームをリード
プロモーター
夢を語って盛り上がる
アナライザー
冷静沈着に現状を分析
サポーター
合意と強調が何より大事

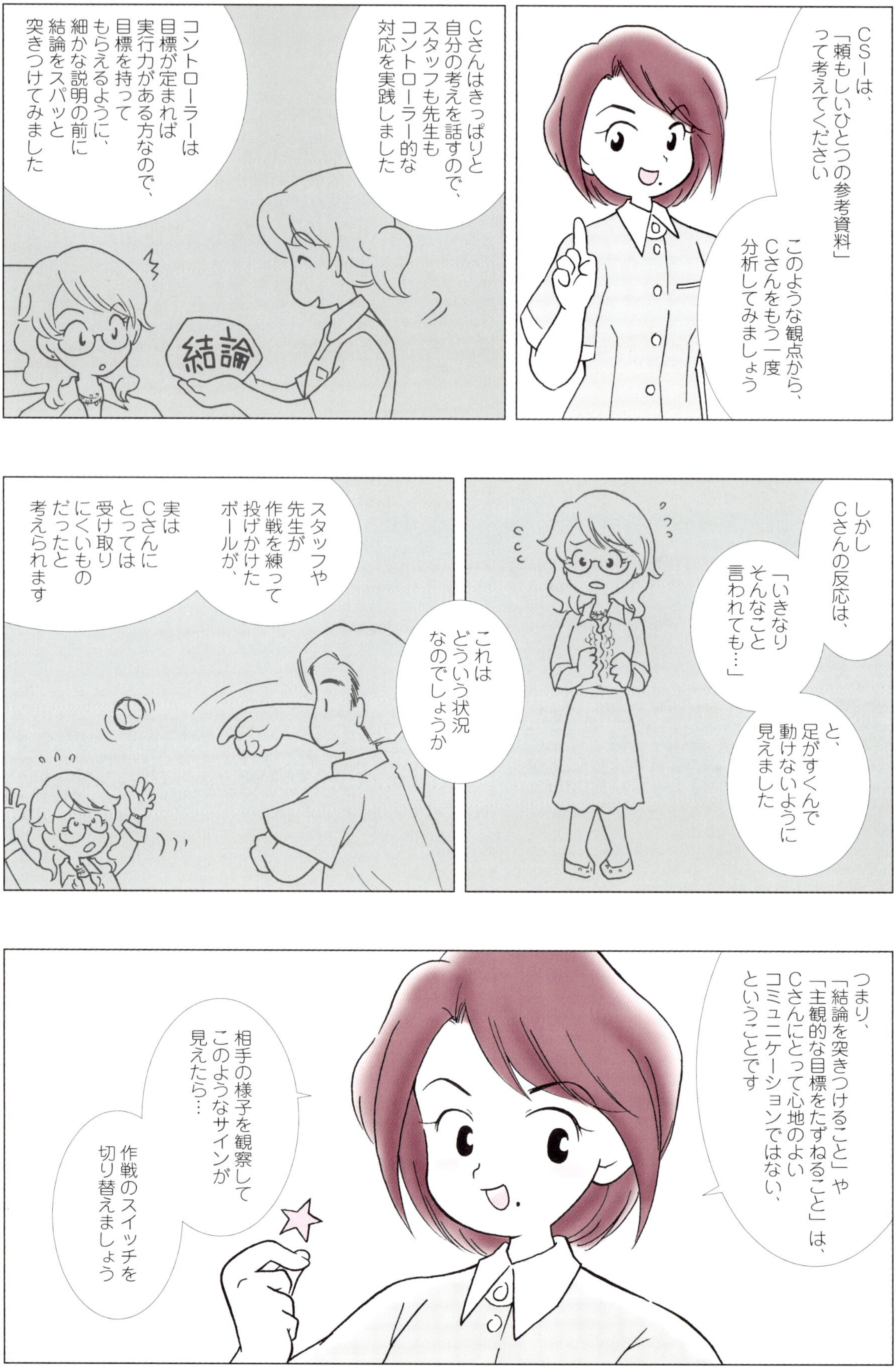

CSIは、「頼もしいひとつの参考資料」って考えてください
このような観点から、Cさんをもう一度分析してみましょう
Cさんはきっぱりと自分の考えを話すので、スタッフも先生もコントローラー的な対応を実践しました
コントローラーは目標が定まれば実行力がある方なので、目標を持ってもらえるように、細かな説明の前に結論をスパッと突きつけてみました
結論
しかしCさんの反応は、「いきなりそんなこと言われても…」
と、足がすくんで動けないように見えました
これはどういう状況なのでしょうか
スタッフや先生が作戦を練って投げかけたボールが、
実はCさんにとっては受け取りにくいものだったと考えられます
つまり、「結論を突きつけること」や「主観的な目標をたずねること」は、Cさんにとって心地のよいコミュニケーションではない、ということです
相手の様子を観察してこのようなサインが見えたら…
作戦のスイッチを切り替えましょう

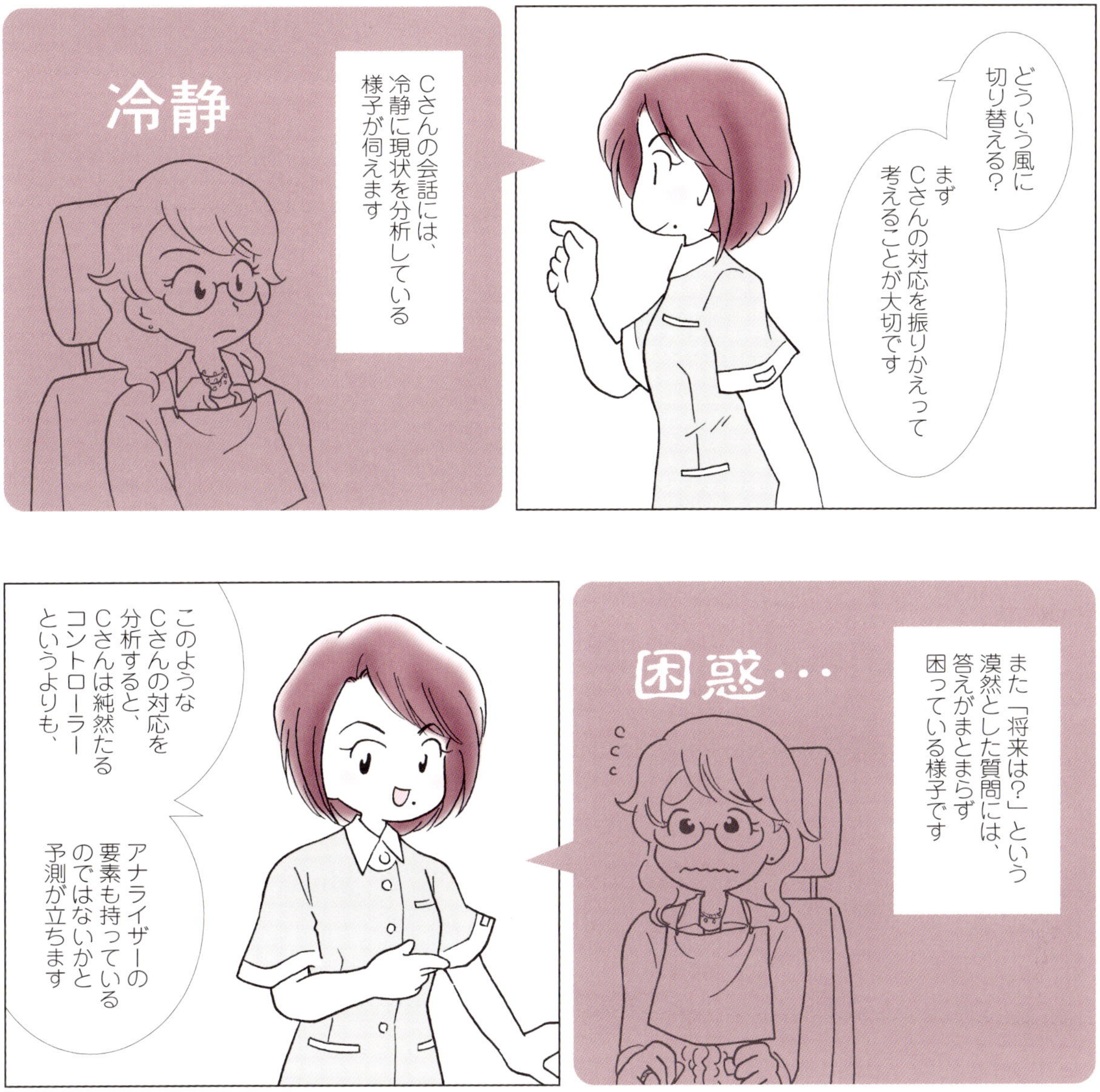
どういう風に切り替える？
まずCさんの対応を振りかえって考えることが大切です
冷静
Cさんの会話には、冷静に現状を分析している様子が伺えます
困惑…
また「将来は？」という漠然とした質問には、答えがまとまらず困っている様子です
このようなCさんの対応を分析すると、Cさんは純然たるコントローラーというよりも、
アナライザーの要素も持っているのではないかと予測が立ちます

### アナライザーの特徴

- 行動の前に多くの情報を集め、分析し計画をたてる
- 客観的かつ冷静
- 失敗や間違いが嫌い
- 粘り強く最後までやり遂げる
- 変化や混乱には弱い

### アナライザーの対人関係

- 他人からは、頑固・まじめと言われる
- 対人関係も慎重
- 孤立してもあまり苦にならない
- 自分のことをあまり話さない
- 安定した安全な人間関係を好む

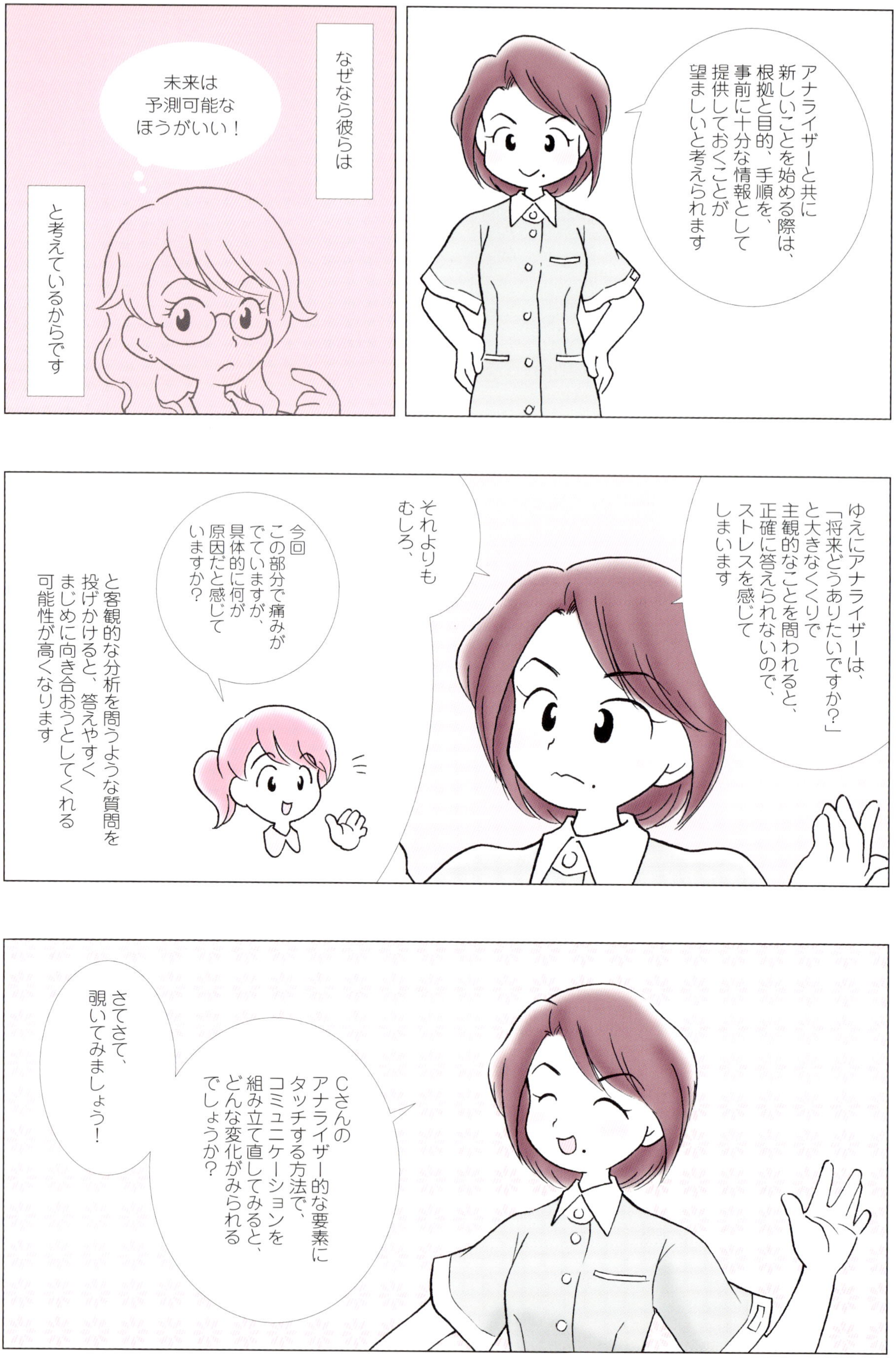
アナライザーと共に新しいことを始める際は、根拠と目的、手順を、事前に十分な情報として提供しておくことが望ましいと考えられます
なぜなら彼らは
未来は予測可能なほうがいい！
と考えているからです
ゆえにアナライザーは、「将来どうありたいですか?」と大きなくくりで主観的なことを問われると、正確に答えられないので、ストレスを感じてしまいます
それよりもむしろ、
今回この部分で痛みがでていますが、具体的に何が原因だと感じていますか?
と客観的な分析を問うような質問を投げかけると、答えやすくまじめに向き合おうとしてくれる可能性が高くなります
Cさんのアナライザー的な要素にタッチする方法で、コミュニケーションを組み立て直してみると、どんな変化がみられるでしょうか?
さてさて、覗いてみましょう！

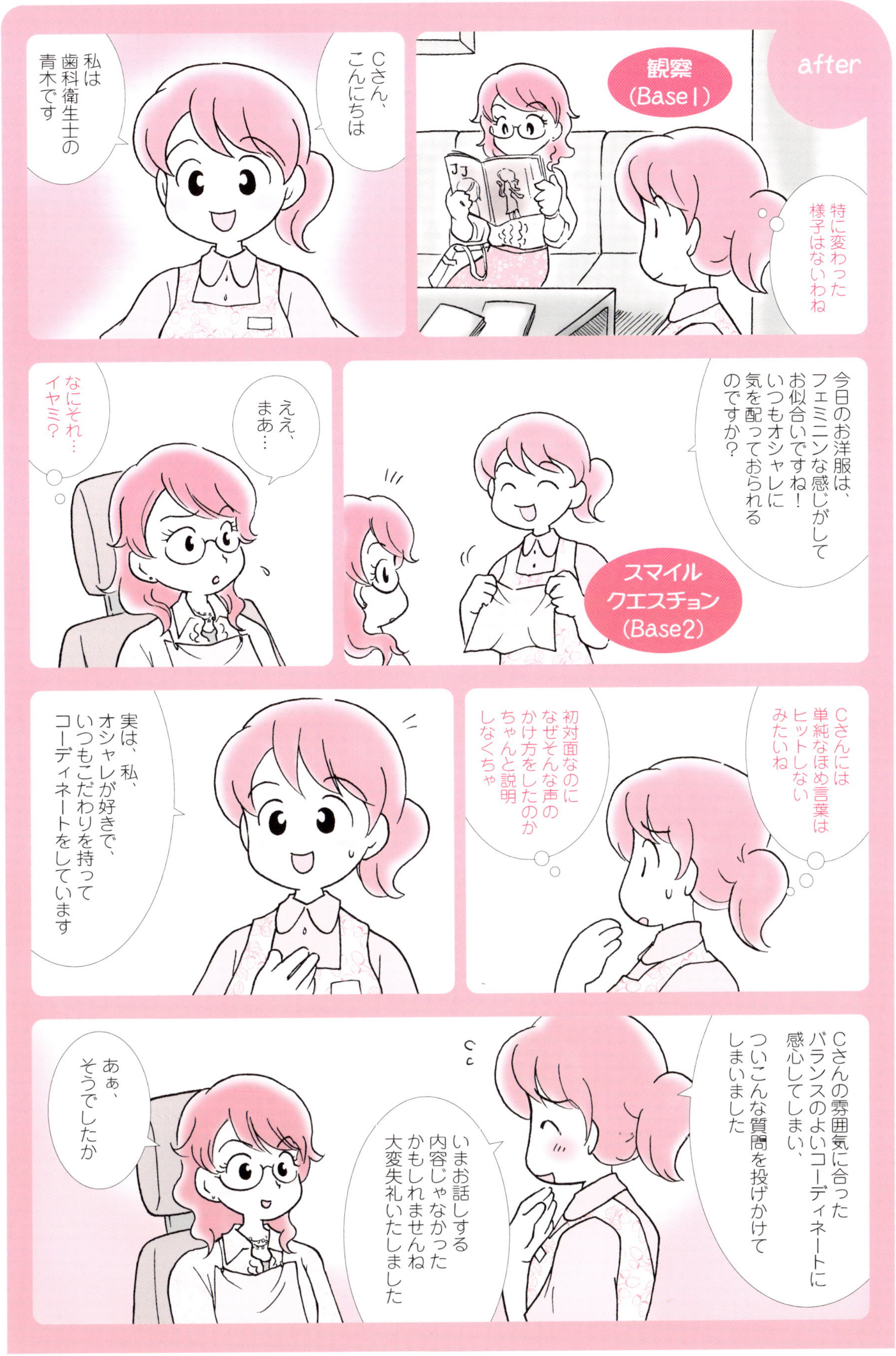
after
観察（Base１）
特に変わった様子はないわね
Cさん、こんにちは
私は歯科衛生士の青木です
今日のお洋服は、フェミニンな感じがしてお似合いですね！いつもオシャレに気を配っておられるのですか？
スマイルクエスチョン（Base２）
ええ、まあ…
なにそれ…イヤミ？
Cさんには単純なほめ言葉はヒットしないみたいね
初対面なのになぜそんな声のかけ方をしたのかちゃんと説明しなくちゃ
実は、私、オシャレが好きで、いつもこだわりを持ってコーディネートをしています
Cさんの雰囲気に合ったバランスのよいコーディネートに感心してしまい、ついこんな質問を投げかけてしまいました
いまお話しする内容じゃなかったかもしれませんね大変失礼いたしました
あぁ、そうでしたか

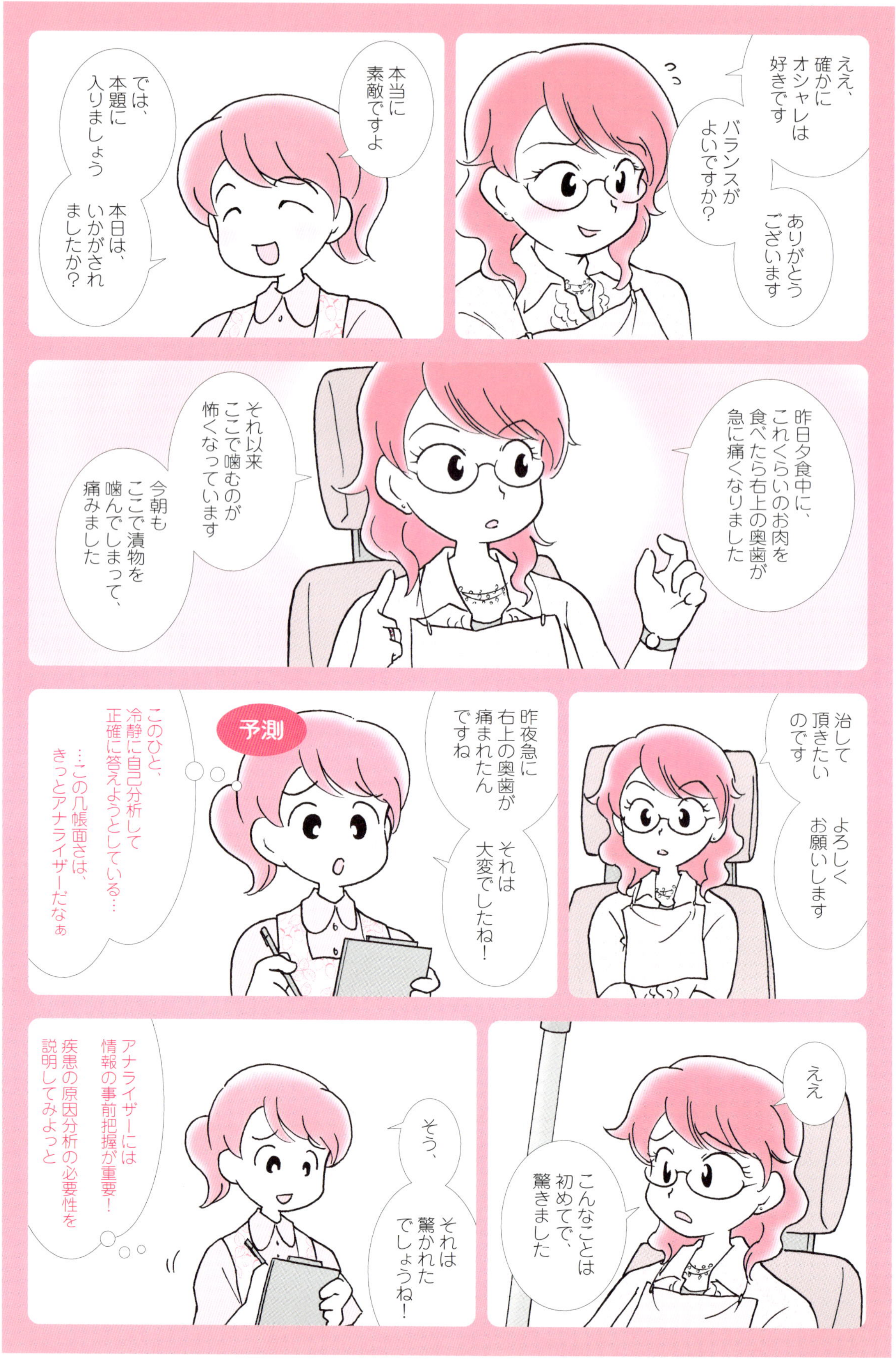

ええ、確かにオシャレは好きです
バランスがよいですか?
ありがとうございます
本当に素敵ですよ
では、本題に入りましょう
本日は、いかがされましたか?
昨日夕食中に、これくらいのお肉を食べたら右上の奥歯が急に痛くなりました
それ以来ここで噛むのが怖くなっています
今朝もここで漬物を噛んでしまって、痛みました
治して頂きたいのです
よろしくお願いします
昨夜急に右上の奥歯が痛まれたんですね
それは大変でしたね!
予測
このひと、冷静に自己分析して正確に答えようとしている…
…この几帳面さは、きっとアナライザーだなぁ
ええ
こんなことは初めてで、驚きました
そう、
それは驚かれたでしょうね!
アナライザーには情報の事前把握が重要!
疾患の原因分析の必要性を説明してみようと

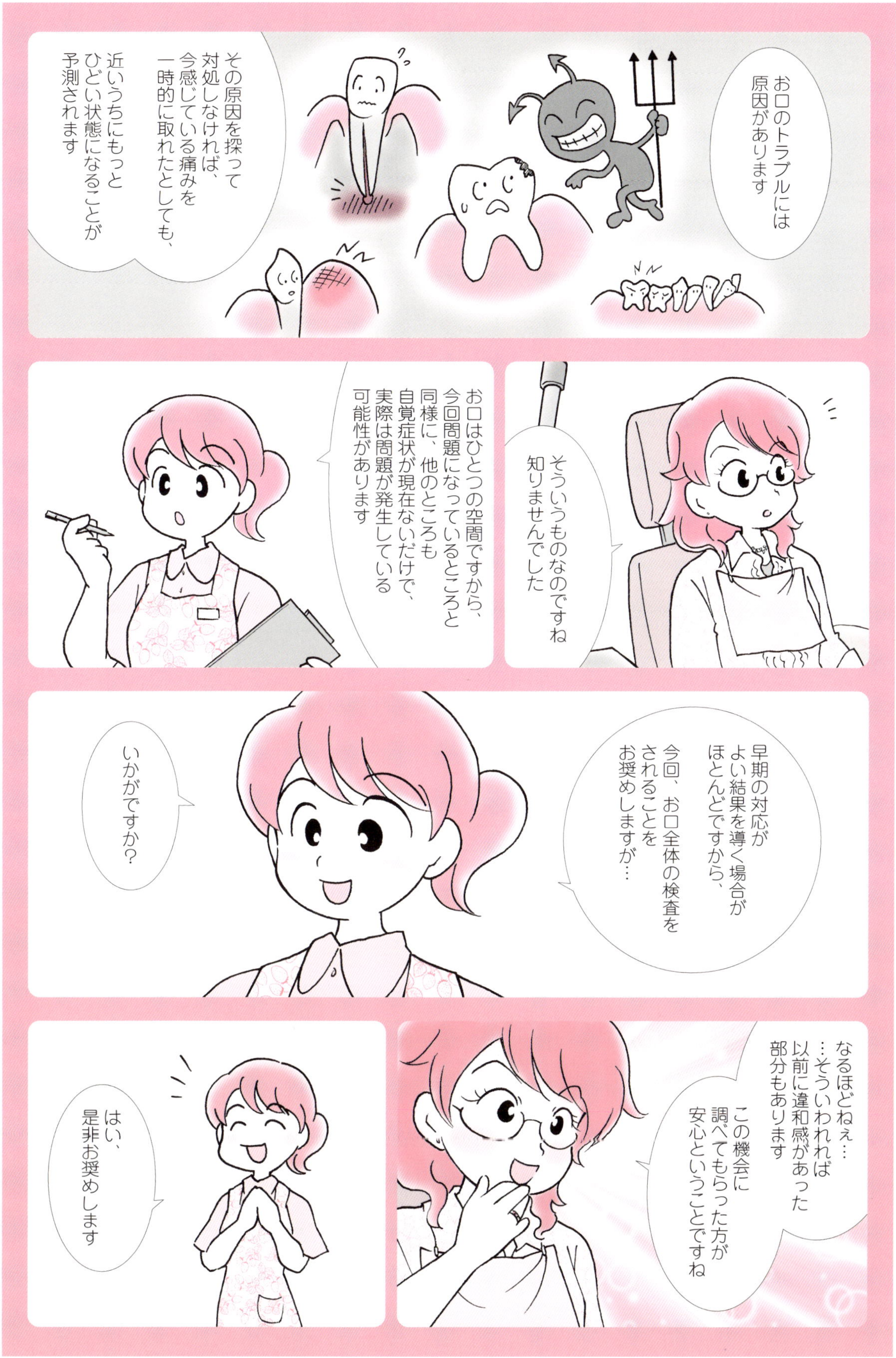
お口のトラブルには原因があります
その原因を探って対処しなければ、今感じている痛みを一時的に取れたとしても、近いうちにもっとひどい状態になることが予測されます
そういうものなのですね 知りませんでした
お口はひとつの空間ですから、今回問題になっているところと同様に、他のところも自覚症状が現在ないだけで、実際は問題が発生している可能性があります
早期の対応がよい結果を導く場合がほとんどですから、今回、お口全体の検査をされることをお奨めしますが…
いかがですか?
なるほどねぇ… …そういわれれば以前に違和感があった部分もあります
この機会に調べてもらった方が安心ということですね
はい、是非お奨めします

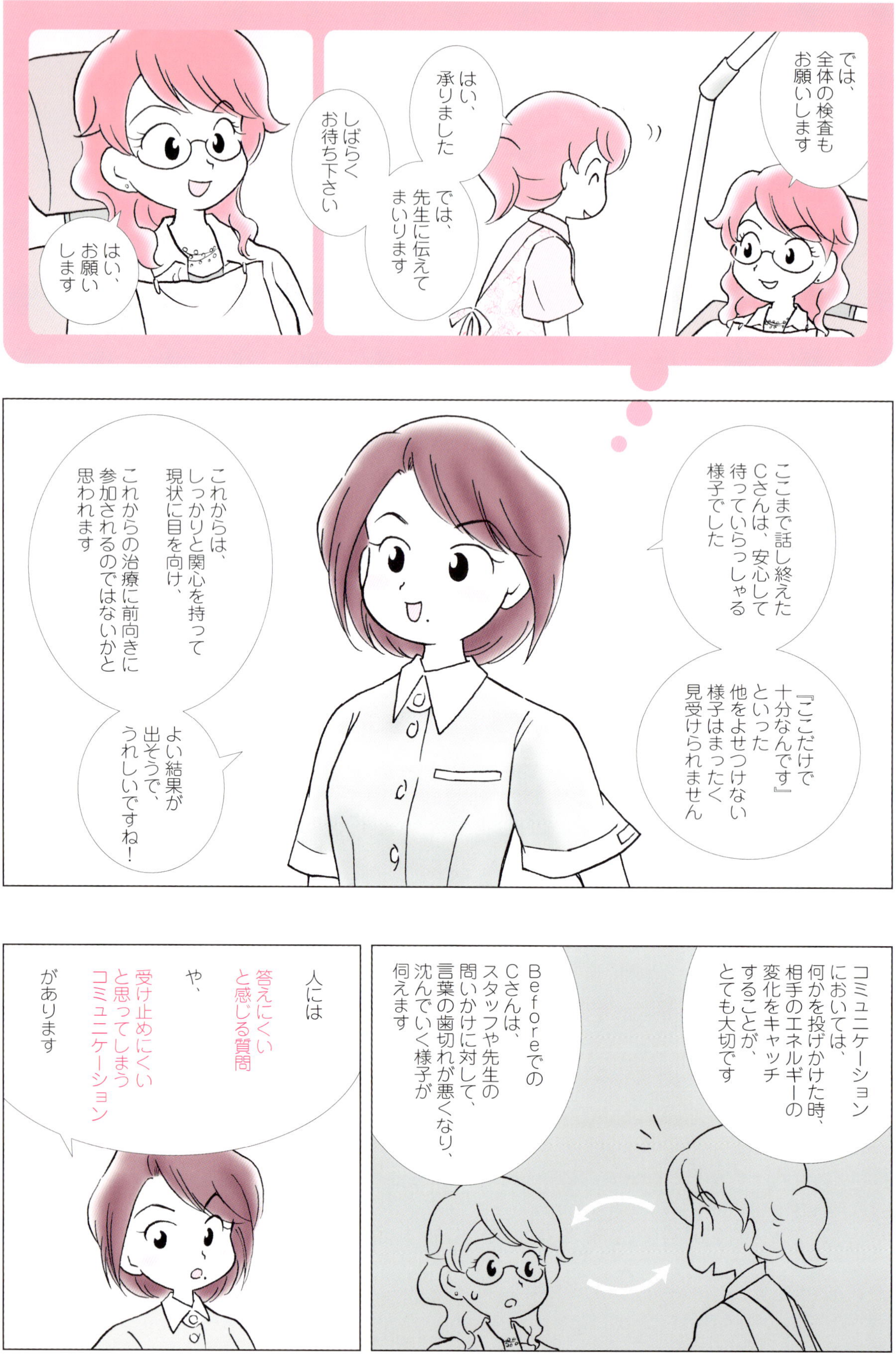
では、全体の検査もお願いします
はい、承りました
では、先生に伝えてまいります
しばらくお待ち下さい
はい、お願いします
ここまで話し終えたCさんは、安心して待っていらっしゃる様子でした
『ここだけで十分なんです』といった他をよせつけない様子はまったく見受けられません
これからは、しっかりと関心を持って現状に目を向け、これからの治療に前向きに参加されるのではないかと思われます
よい結果が出そうで、うれしいですね！
コミュニケーションにおいては、何かを投げかけた時、相手のエネルギーの変化をキャッチすることが、とても大切です
BeforeでのCさんは、スタッフや先生の問いかけに対して、言葉の歯切れが悪くなり、沈んでいく様子が伺えます
人には答えにくいと感じる質問や、受け止めにくいと思ってしまうコミュニケーションがあります

コミュニケーションスタイルのタイプが同じだと、感じ方が近いので、意識しなくても話が弾み、エネルギーの高まりをお互いに感じやすいのですが、
タイプが違うと無意識にすれ違ってしまう部分を修正できずに、お互いのエネルギーが下がったまま、お別れしてしまいがちです

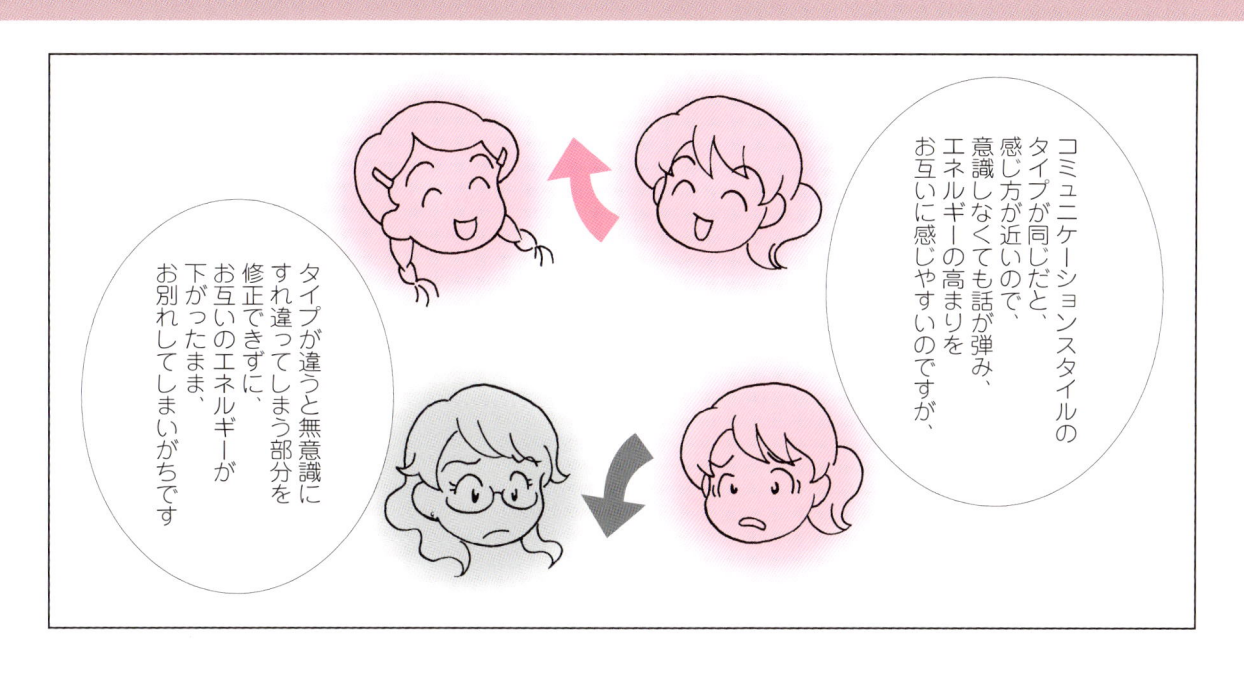

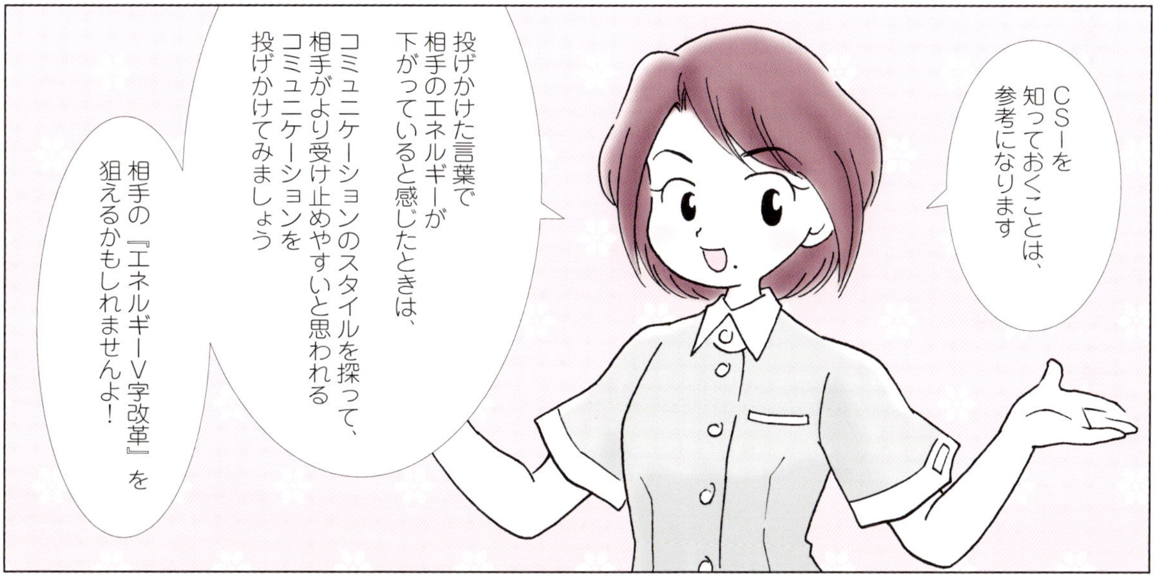
CSIを知っておくことは、参考になります
投げかけた言葉で相手のエネルギーが下がっていると感じたときは、コミュニケーションのスタイルを探って、相手がより受け止めやすいと思われるコミュニケーションを投げかけてみましょう
相手の『エネルギーV字改革』を狙えるかもしれませんよ！

コミュニケーションスキル

Point 2

相手のエネルギーの高低をキャッチしょう！

## 第４章

## Dさんの場合　～　女性　30代　子ども同伴

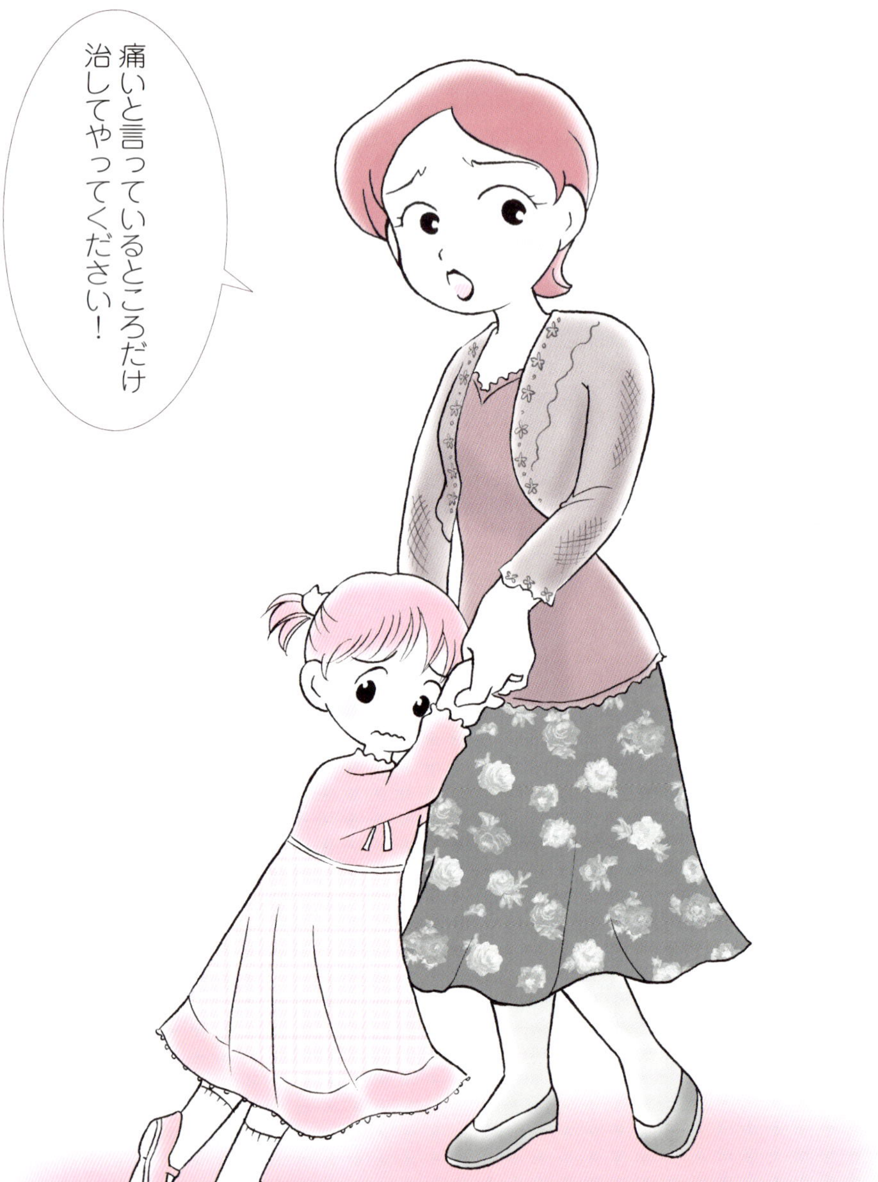
痛いと言っているところだけ治してやってください！

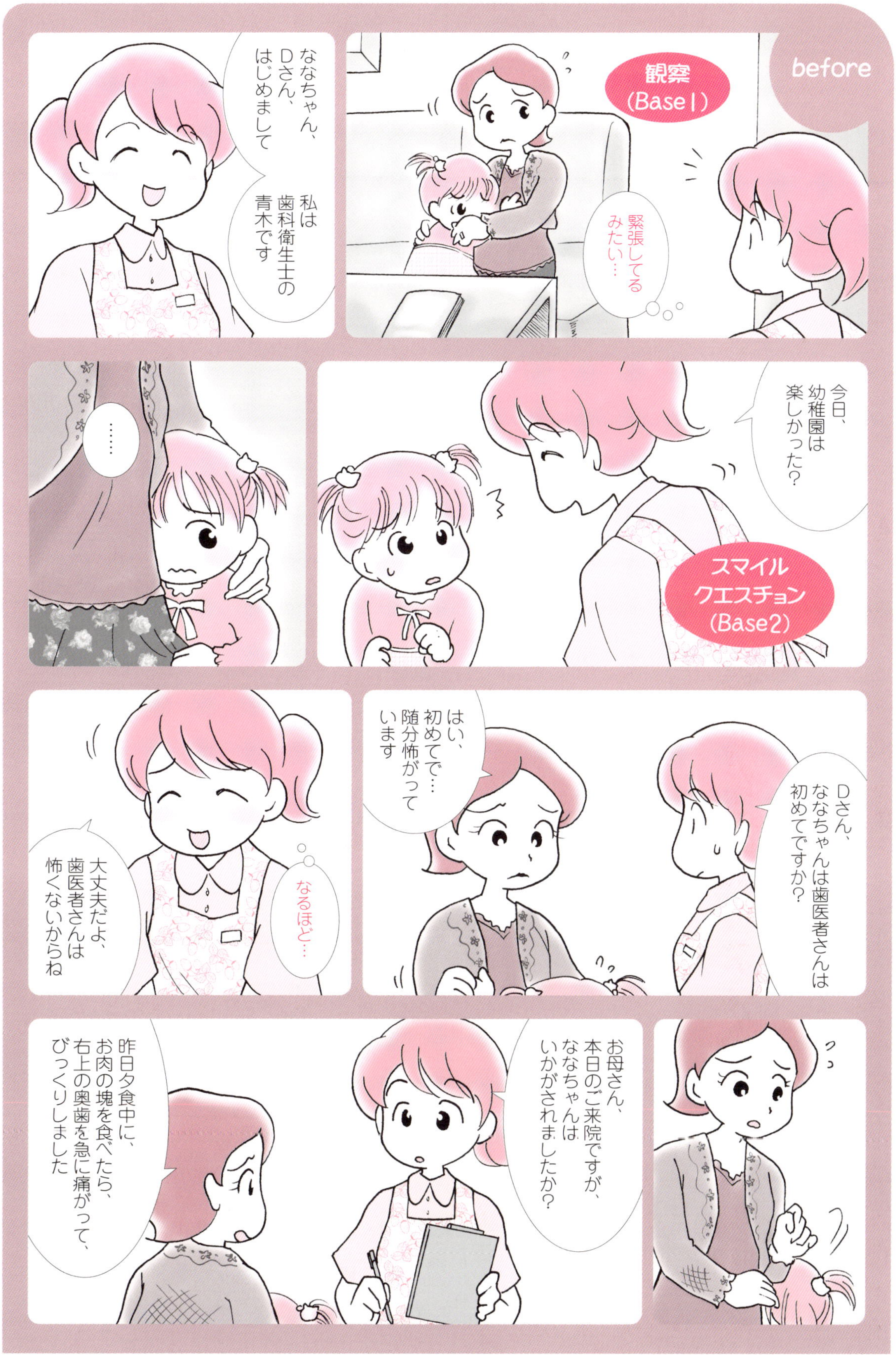
before
観察(Base1)
緊張してるみたい…
ななちゃん、Dさん、はじめまして
私は歯科衛生士の青木です
今日、幼稚園は楽しかった？
スマイルクエスチョン(Base2)
……
Dさん、ななちゃんは歯医者さんは初めてですか？
はい、初めてで…随分怖がっています
なるほど…
大丈夫だよ、歯医者さんは怖くないからね
お母さん、本日のご来院ですが、ななちゃんはいかがされましたか？
昨日夕食中に、お肉の塊を食べたら、右上の奥歯を急に痛がって、びっくりしました

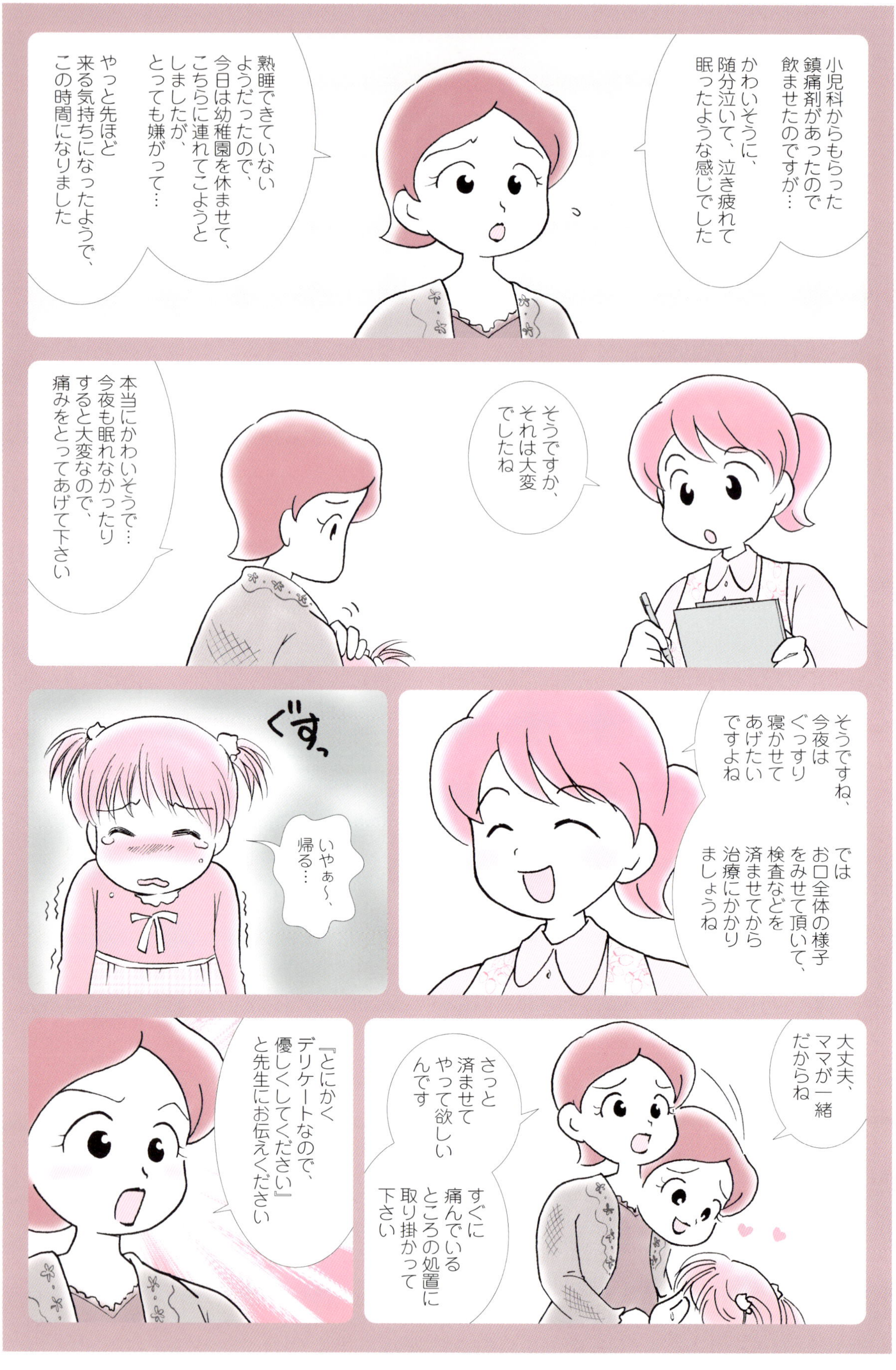
小児科からもらった鎮痛剤があったので飲ませたのですが…
かわいそうに、随分泣いて、泣き疲れて眠ったような感じでした
熟睡できていないようだったので、今日は幼稚園を休ませて、こちらに連れてこようとしましたが、とっても嫌がって…
やっと先ほど来る気持ちになったようで、この時間になりました
そうですか、それは大変でしたね
本当にかわいそうで…今夜も眠れなかったりすると大変なので、痛みをとってあげて下さい
そうですね、今夜はぐっすり寝かせてあげたいですよね
ではお口全体の様子をみせて頂いて、検査などを済ませてから治療にかかりましょうね
ぐすっ
いやぁ～、帰る…
大丈夫、ママが一緒だからね
さっと済ませてやって欲しいんです
すぐに痛んでいるところの処置に取り掛かって下さい
『とにかくデリケートなので、優しくしてください』と先生にお伝えください

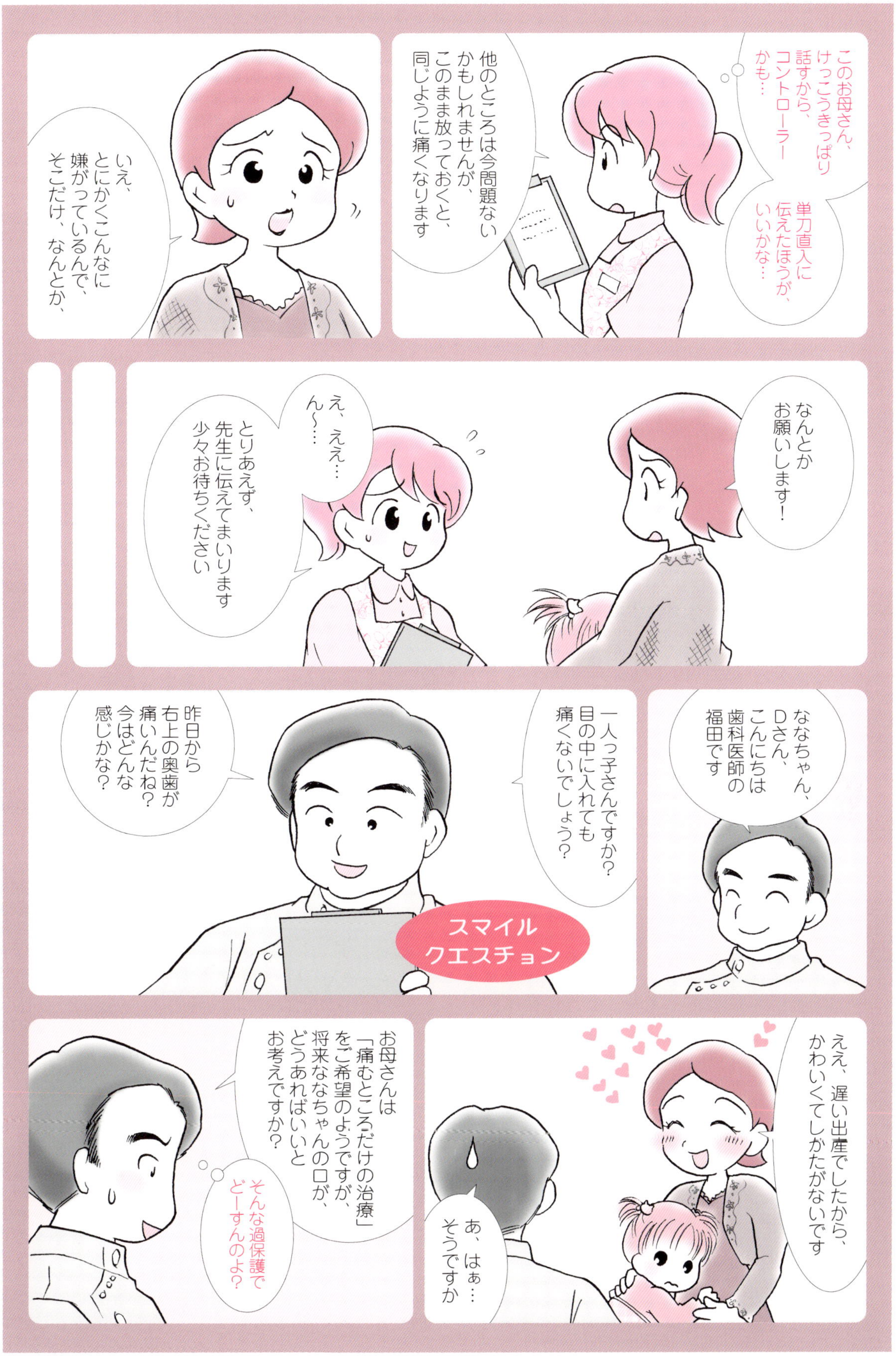
このお母さん、けっこうきっぱり話すから、コントローラーかも…
単刀直入に伝えたほうが、いいかな…
他のところは今問題ないかもしれませんが、このまま放っておくと、同じように痛くなります
いえ、とにかくこんなに嫌がっているんで、そこだけ、なんとか、
なんとかお願いします！
え、ええ…ん～…
とりあえず、先生に伝えてまいります少々お待ちください
ななちゃん、Dさん、こんにちは歯科医師の福田です
一人っ子さんですか？目の中に入れても痛くないでしょう？
昨日から右上の奥歯が痛いんだね？今はどんな感じかな？
スマイルクエスチョン
ええ、遅い出産でしたから、かわいくてしかたがないです
あ、はぁ…そうですか
お母さんは「痛むところだけの治療」をご希望のようですが、将来ななちゃんの口が、どうあればいいとお考えですか？
そんな過保護でどーすんのよ？

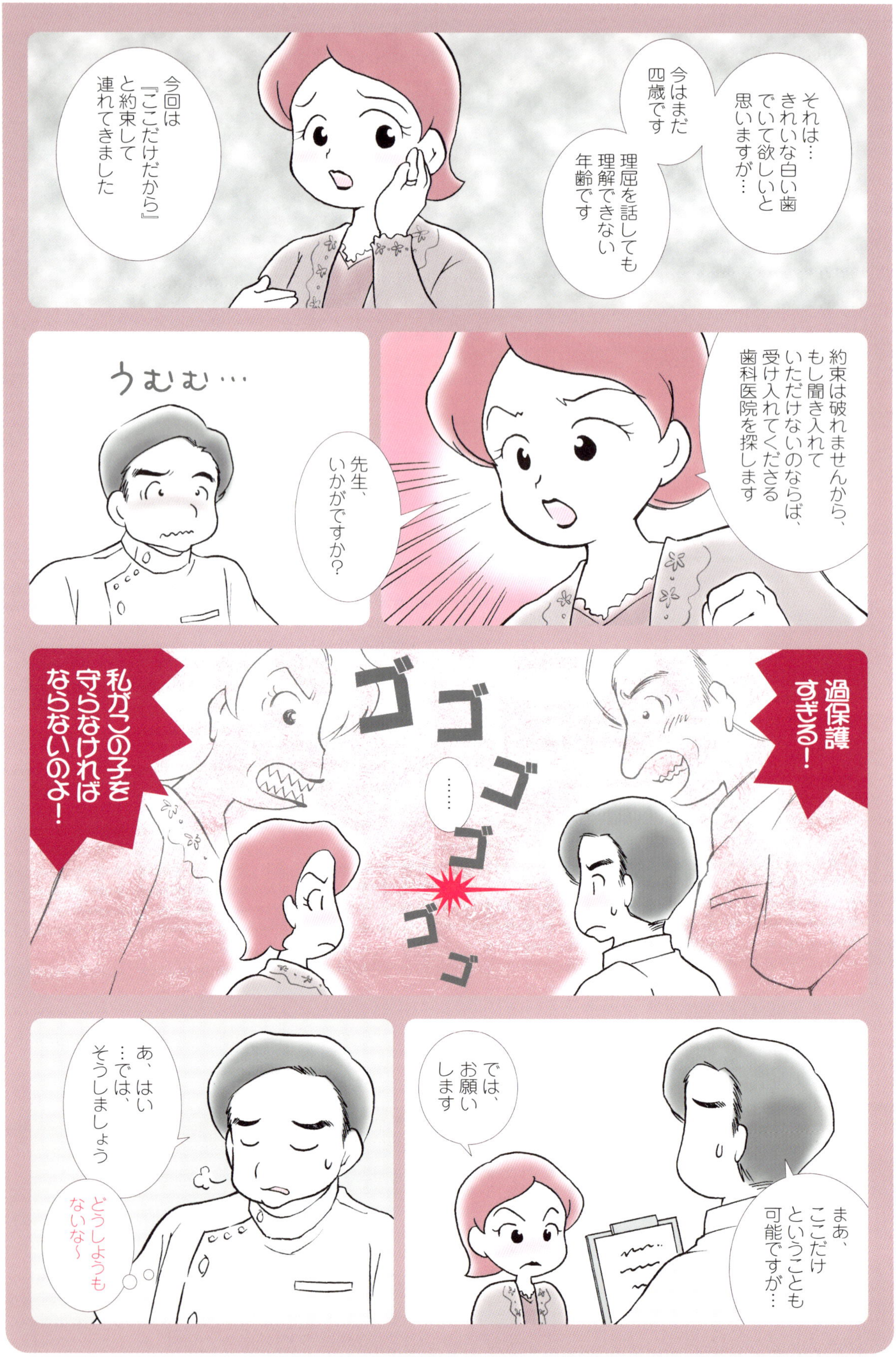
それは…きれいな白い歯でいて欲しいと思いますが…
今はまだ四歳です
理屈を話しても理解できない年齢です
今回は『ここだけだから』と約束して連れてきました
約束は破れませんから、もし聞き入れていただけないのならば、受け入れてくださる歯科医院を探します
先生、いかがですか?
うむむ…
過保護すぎる!
ゴゴゴゴゴ
……
私がこの子を守らなければならないのよ!
まあ、ここだけということも可能ですが…
では、お願いします
あ、はい…では、そうしましょう
どうしようもないな～

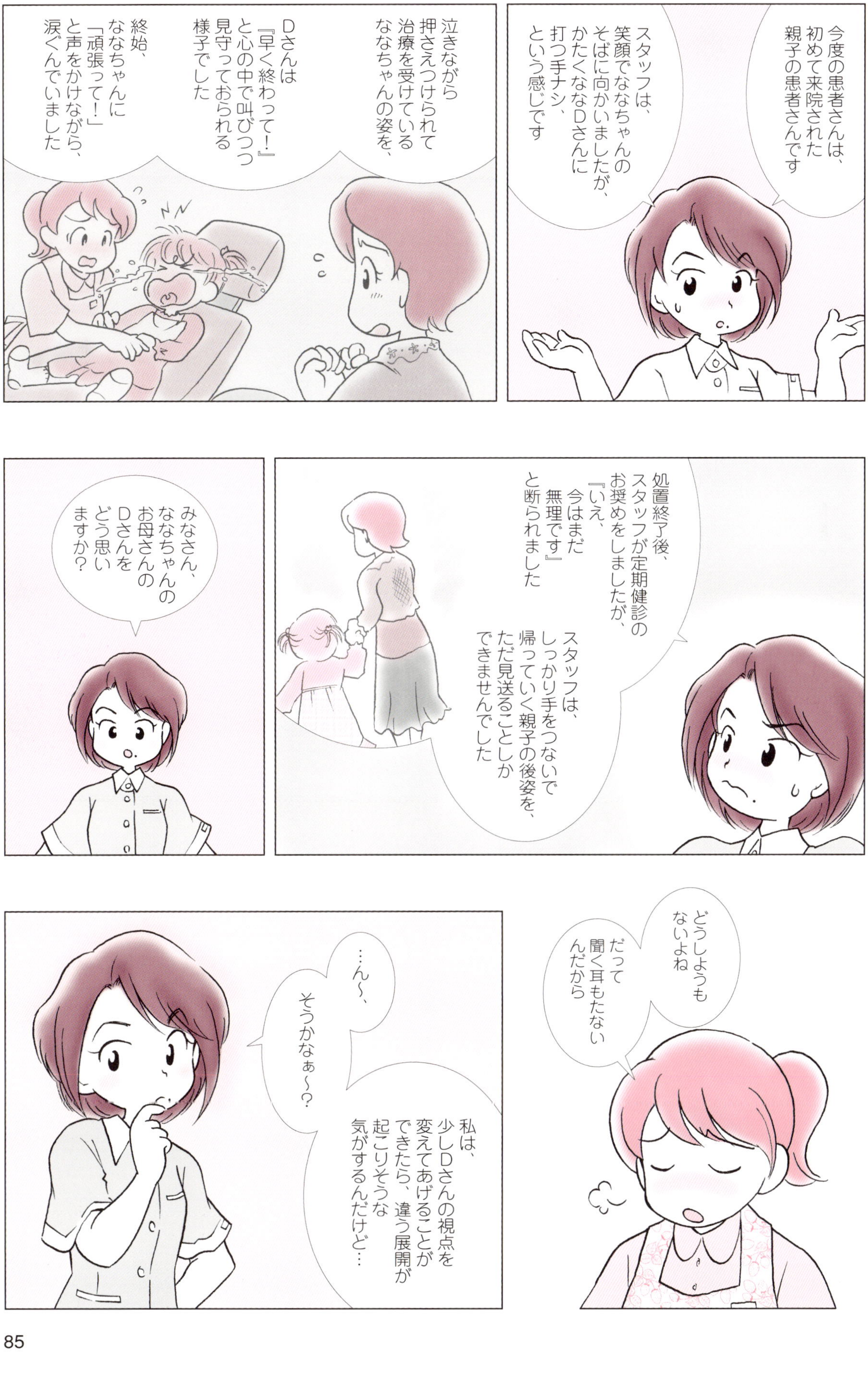

今度の患者さんは、初めて来院された親子の患者さんです
スタッフは、笑顔でななちゃんのそばに向かいましたが、かたくななDさんに打つ手ナシ、という感じです
泣きながら押さえつけられて治療を受けているななちゃんの姿を、
Dさんは『早く終わって！』と心の中で叫びつつ見守っておられる様子でした
終始、ななちゃんに「頑張って！」と声をかけながら、涙ぐんでいました
処置終了後、スタッフが定期健診のお奨めをしましたが、『いえ、今はまだ無理です』と断られました
スタッフは、しっかり手をつないで帰っていく親子の後姿を、ただ見送ることしかできませんでした
みなさん、ななちゃんのお母さんのDさんをどう思いますか？
どうしようもないよね
だって聞く耳もたないんだから
…ん～、
そうかなぁ～？
私は、少しDさんの視点を変えてあげることができたら、違う展開が起こりそうな気がするんだけど…

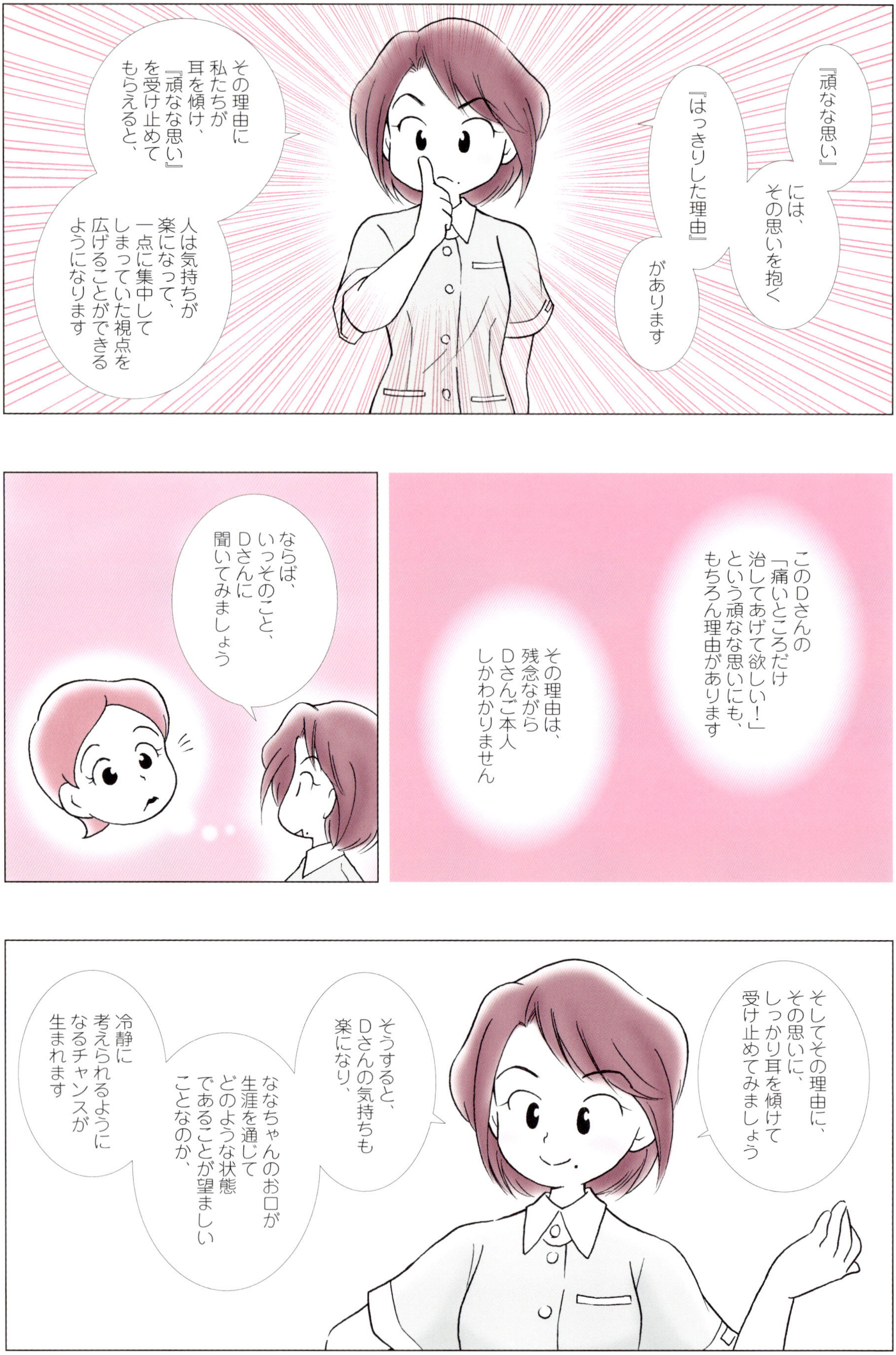
『頑なな思い』には、その思いを抱く『はっきりした理由』があります
その理由に私たちが耳を傾け、『頑なな思い』を受け止めてもらえると、
人は気持ちが楽になって、一点に集中してしまっていた視点を広げることができるようになります
このDさんの「痛いところだけ治してあげて欲しい！」という頑なな思いにも、もちろん理由があります
その理由は、残念ながらDさんご本人しかわかりません
ならば、いっそのこと、Dさんに聞いてみましょう
そしてその理由に、その思いに、しっかり耳を傾けて受け止めてみましょう
そうすると、Dさんの気持ちも楽になり、
ななちゃんのお口が生涯を通じてどのような状態であることが望ましいことなのか、
冷静に考えられるようになるチャンスが生まれます

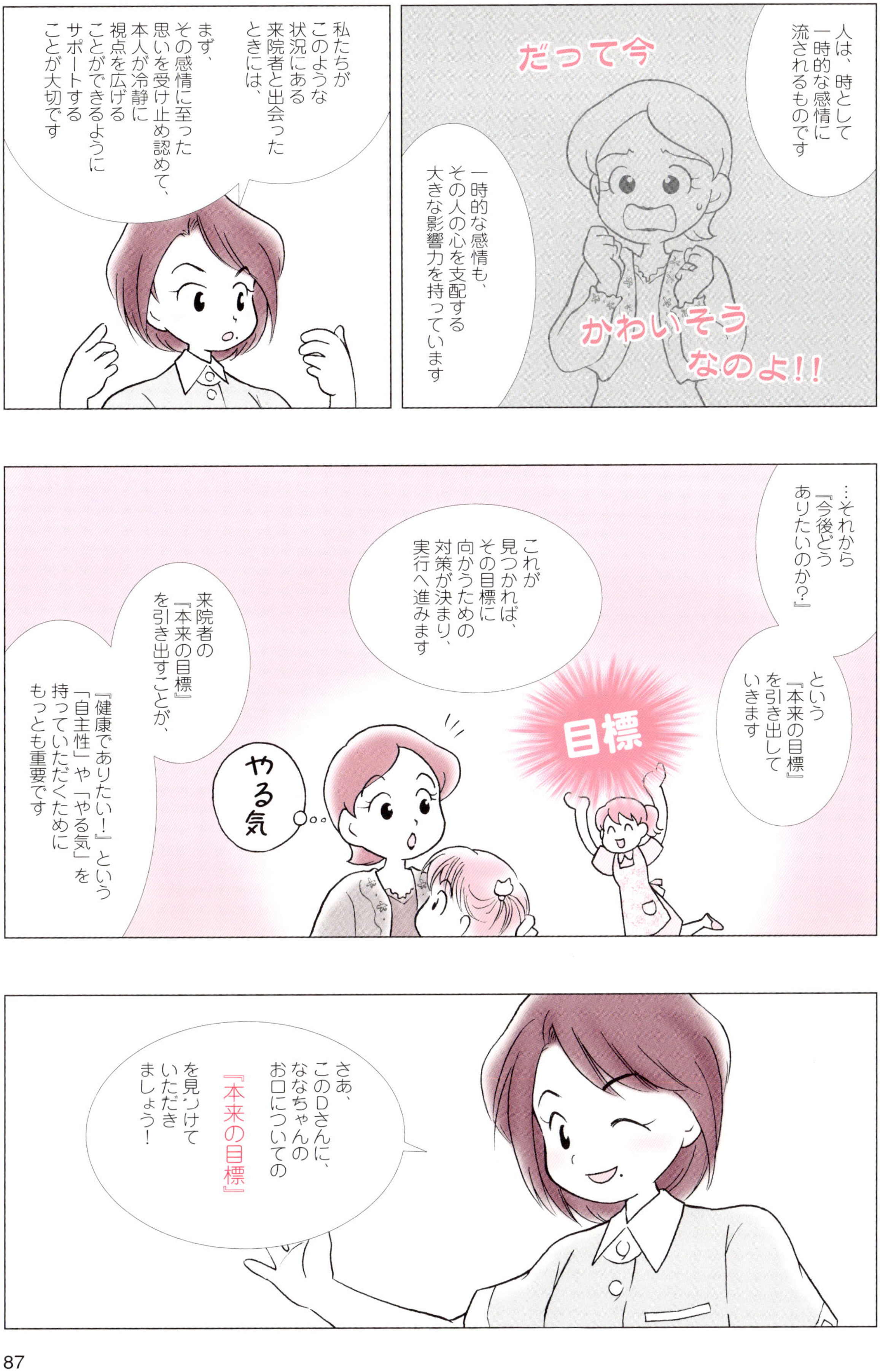

人は、時として一時的な感情に流されるものです
だって今
一時的な感情も、その人の心を支配する大きな影響力を持っています
かわいそうなのよ!!
私たちがこのような状況にある来院者と出会ったときには、
まず、その感情に至った思いを受け止め認めて、本人が冷静に視点を広げることができるようにサポートすることが大切です
…それから『今後どうありたいのか?』
という『本来の目標』を引き出していきます
目標
これが見つかれば、その目標に向かうための対策が決まり、実行へ進みます
来院者の『本来の目標』を引き出すことが、
やる気
『健康でありたい!』という「自主性」や「やる気」を持っていただくためにもっとも重要です
さあ、このDさんに、ななちゃんのお口についての『本来の目標』を見つけていただきましょう!

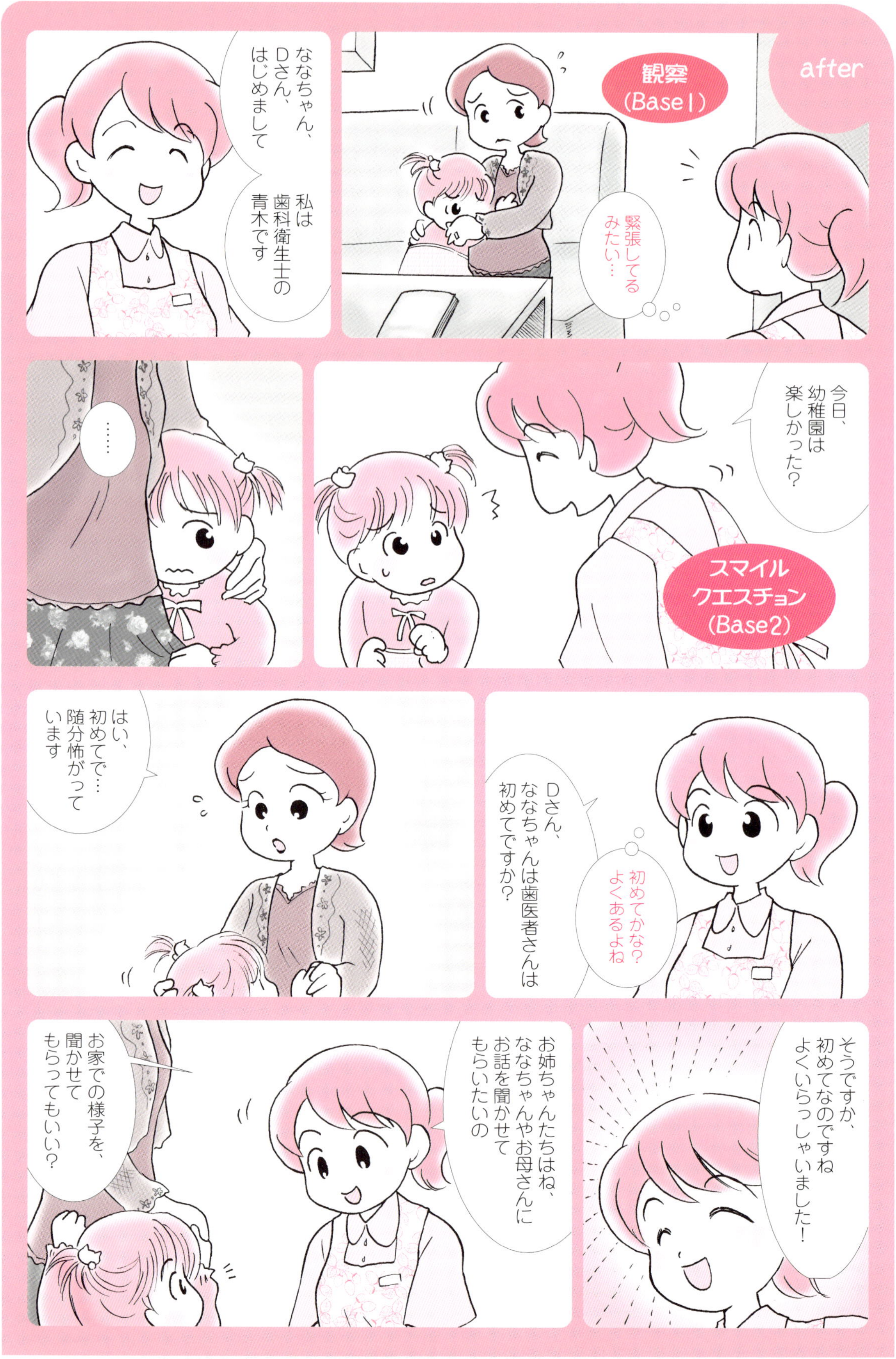
after
観察
(Base1)
緊張してるみたい…
ななちゃん、Dさん、はじめまして
私は歯科衛生士の青木です
今日、幼稚園は楽しかった?
スマイルクエスチョン
(Base2)
……
Dさん、ななちゃんは歯医者さんは初めてですか?
初めてかな?よくあるよね
はい、初めてで…随分怖がっています
そうですか、初めてなのですね よくいらっしゃいました!
お姉ちゃんたちはね、ななちゃんやお母さんにお話を聞かせてもらいたいの
お家での様子を、聞かせてもらってもいい?

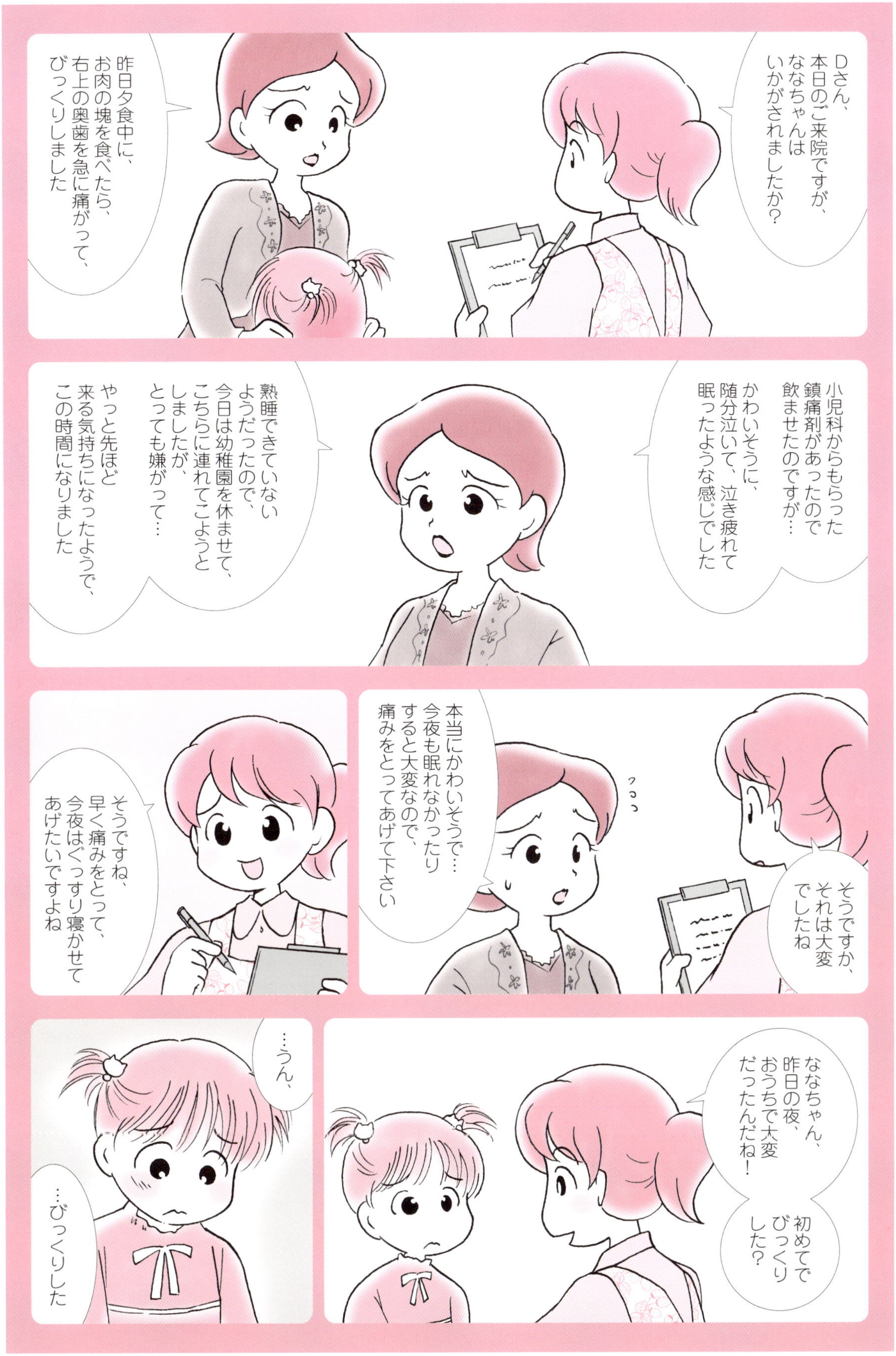
Dさん、本日のご来院ですが、ななちゃんはいかがされましたか?
昨日夕食中に、お肉の塊を食べたら、右上の奥歯を急に痛がって、びっくりしました
小児科からもらった鎮痛剤があったので飲ませたのですが…かわいそうに、随分泣いて、泣き疲れて眠ったような感じでした
熟睡できていないようだったので、今日は幼稚園を休ませて、こちらに連れてこようとしましたが、とっても嫌がって…やっと先ほど来る気持ちになったようで、この時間になりました
そうですか、それは大変でしたね
本当にかわいそうで…今夜も眠れなかったりすると大変なので、痛みをとってあげて下さい
そうですね、早く痛みをとって、今夜はぐっすり寝かせてあげたいですよね
ななちゃん、昨日の夜、おうちで大変だったんだね!
初めてでびっくりした?
…うん、
…びっくりした

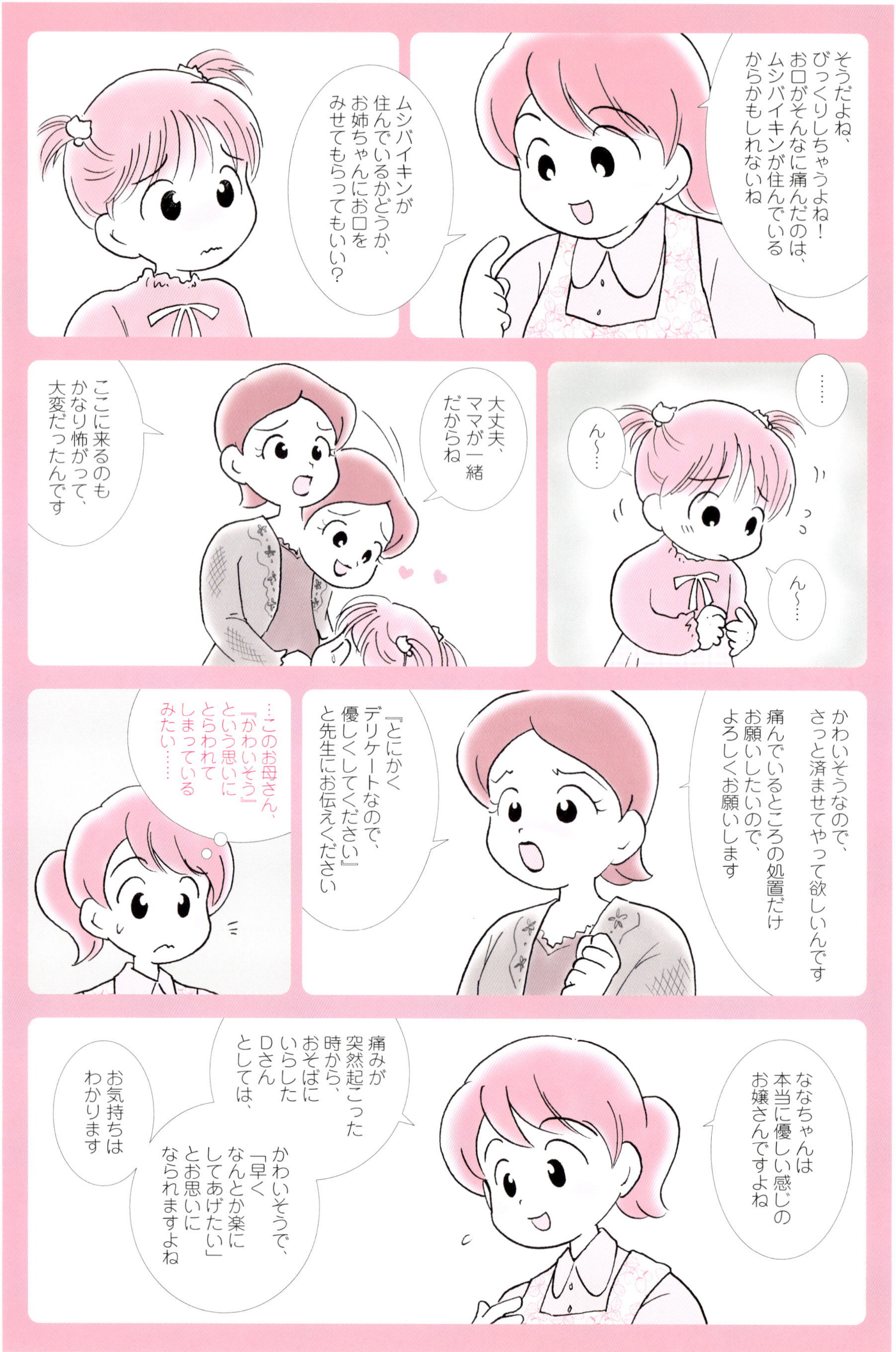

そうだよね、びっくりしちゃうよね！お口がそんなに痛んだのは、ムシバイキンが住んでいるからかもしれないね
ムシバイキンが住んでいるかどうか、お姉ちゃんにお口をみせてもらってもいい？
……
ん～…
ん～…
大丈夫、ママが一緒だからね
ここに来るのもかなり怖がって、大変だったんです
かわいそうなので、さっと済ませてやって欲しいんです
痛んでいるところの処置だけお願いしたいので、よろしくお願いします
『とにかくデリケートなので、優しくしてください』と先生にお伝えください
…このお母さん、『かわいそう』という思いにとらわれてしまっているみたい……
ななちゃんは本当に優しい感じのお嬢さんですよね
痛みが突然起こった時から、おそばにいらしたDさんとしては、
かわいそうで、「早くなんとか楽にしてあげたい」とお思いになられますよね
お気持ちはわかります

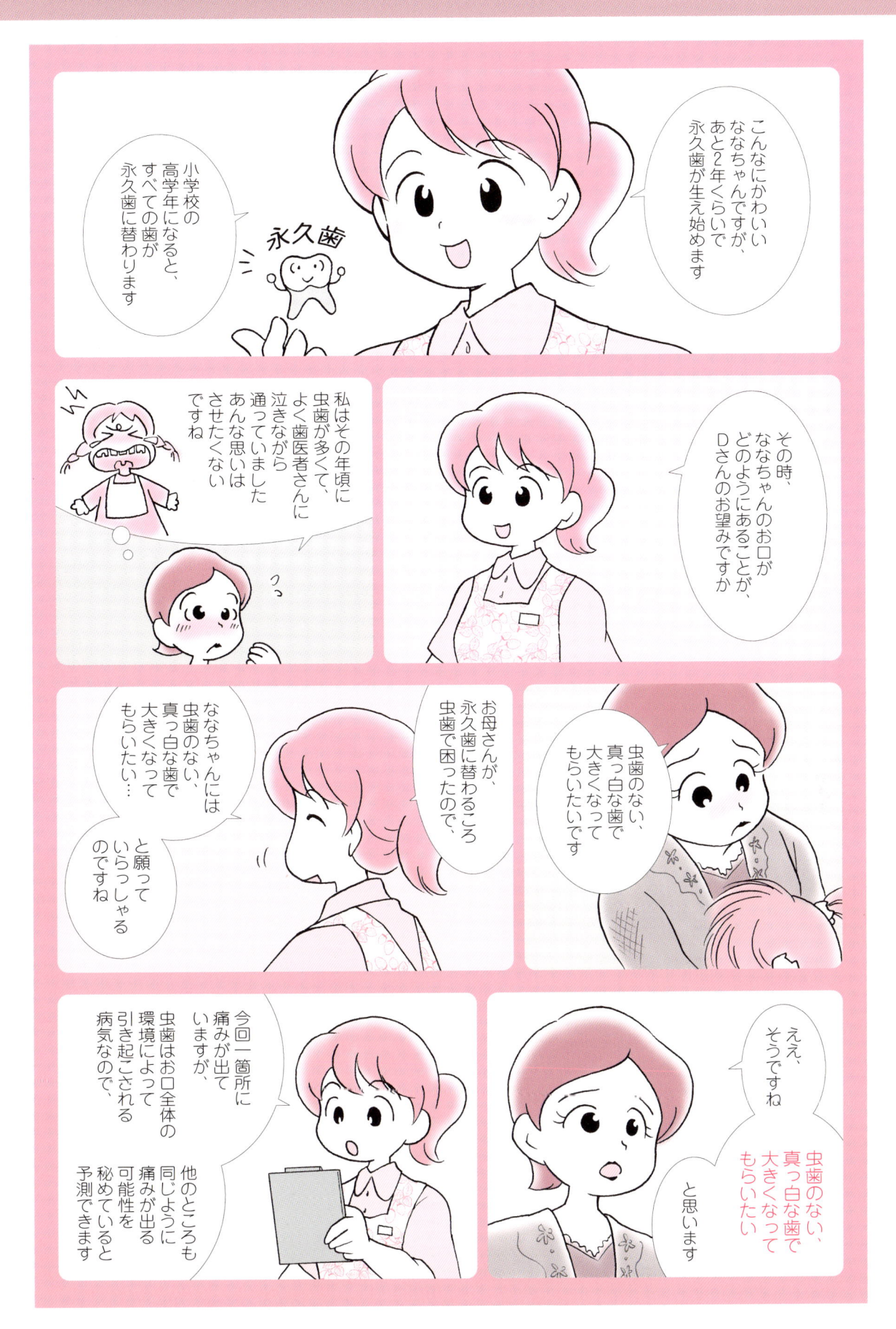

こんなにかわいいななちゃんですが、あと2年くらいで永久歯が生え始めます
永久歯
小学校の高学年になると、すべての歯が永久歯に替わります
その時、ななちゃんのお口がどのようにあることが、Dさんのお望みですか
私はその年頃に虫歯が多くて、よく歯医者さんに泣きながら通っていましたあんな思いはさせたくないですね
虫歯のない、真っ白な歯で大きくなってもらいたいです
お母さんが、永久歯に替わるころ虫歯で困ったので、
ななちゃんには虫歯のない、真っ白な歯で大きくなってもらいたい…
と願っていらっしゃるのですね
ええ、そうですね
虫歯のない、真っ白な歯で大きくなってもらいたい
と思います
今回一箇所に痛みが出ていますが、
虫歯はお口全体の環境によって引き起こされる病気なので、
他のところも同じように痛みが出る可能性を秘めていると予測できます

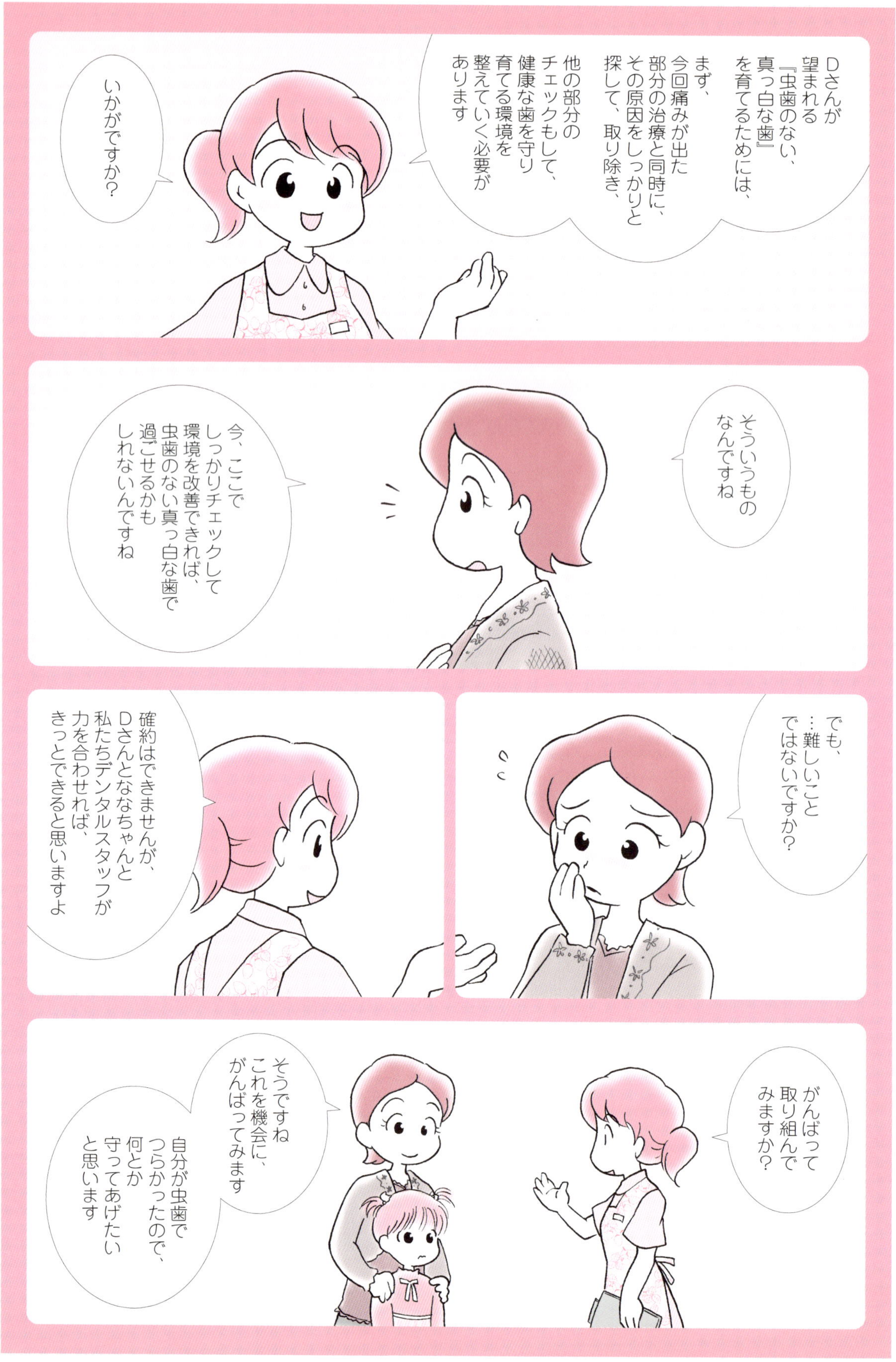
Dさんが望まれる『虫歯のない、真っ白な歯』を育てるためには、まず、今回痛みが出た部分の治療と同時に、その原因をしっかりと探して、取り除き、他の部分のチェックもして、健康な歯を守り育てる環境を整えていく必要があります
いかがですか?
そういうものなんですね
今、ここでしっかりチェックして環境を改善できれば、虫歯のない真っ白な歯で過ごせるかもしれないんですね
でも、…難しいことではないですか?
確約はできませんが、Dさんとななちゃんと私たちデンタルスタッフが力を合わせれば、きっとできると思いますよ
がんばって取り組んでみますか?
そうですね これを機会に、がんばってみます
自分が虫歯でつらかったので、何とか守ってあげたいと思います

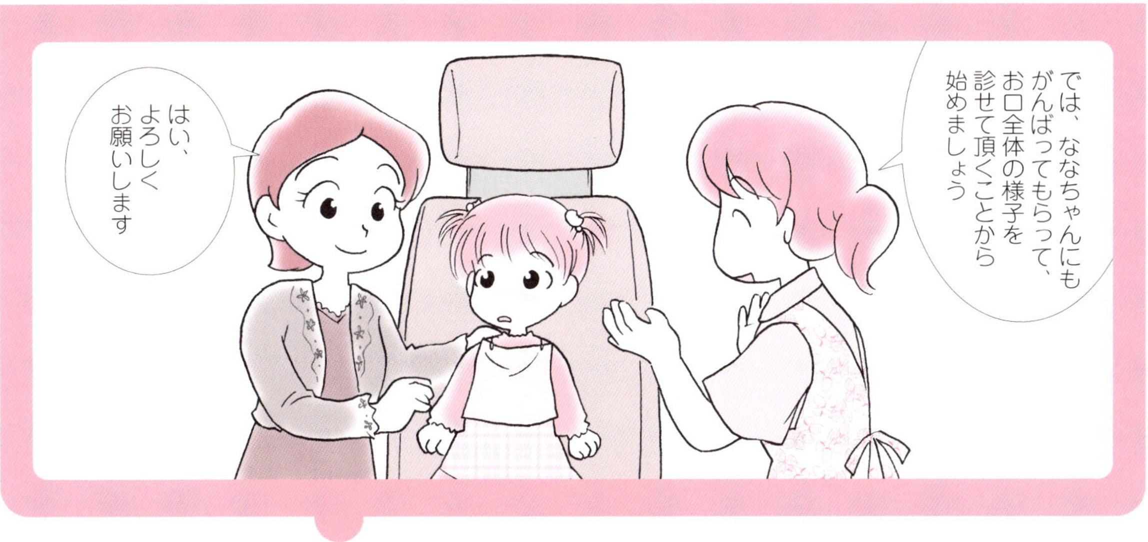
では、ななちゃんにもがんばってもらって、お口全体の様子を診せて頂くことから始めましょう
はい、よろしくお願いします

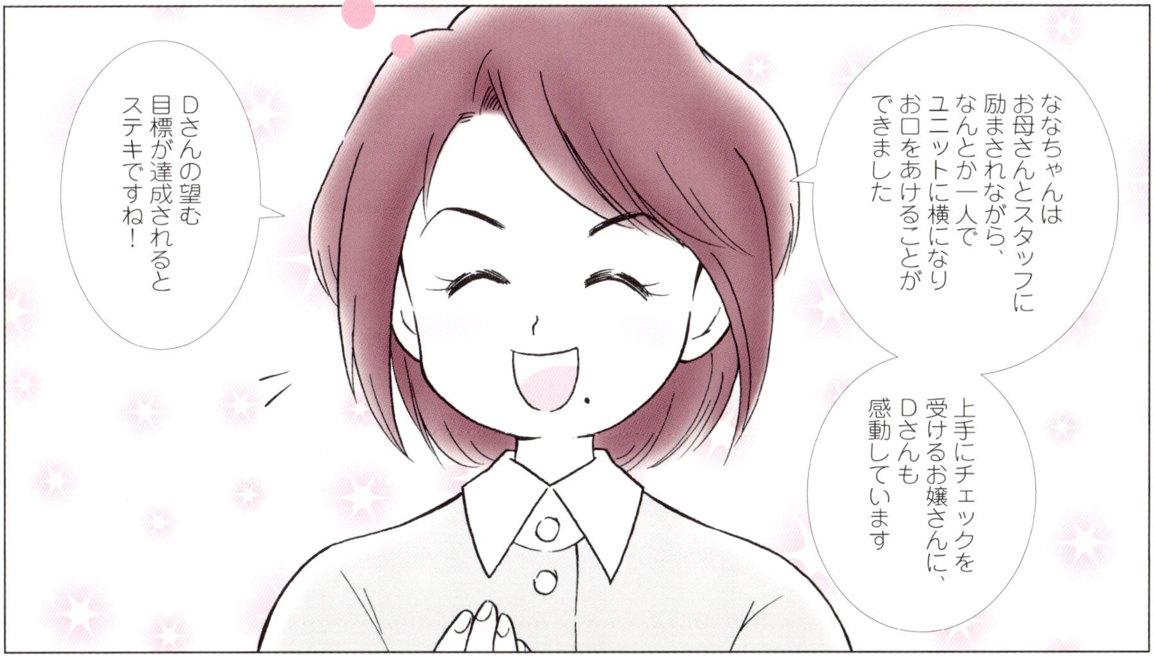
ななちゃんはお母さんとスタッフに励まされながら、なんとか一人でユニットに横になりお口をあけることができました
上手にチェックを受けるお嬢さんに、Dさんも感動しています
Dさんの望む目標が達成されるとステキですね！

**コミュニケーションスキル**

Point 3

『本来の目標』を引き出そう！

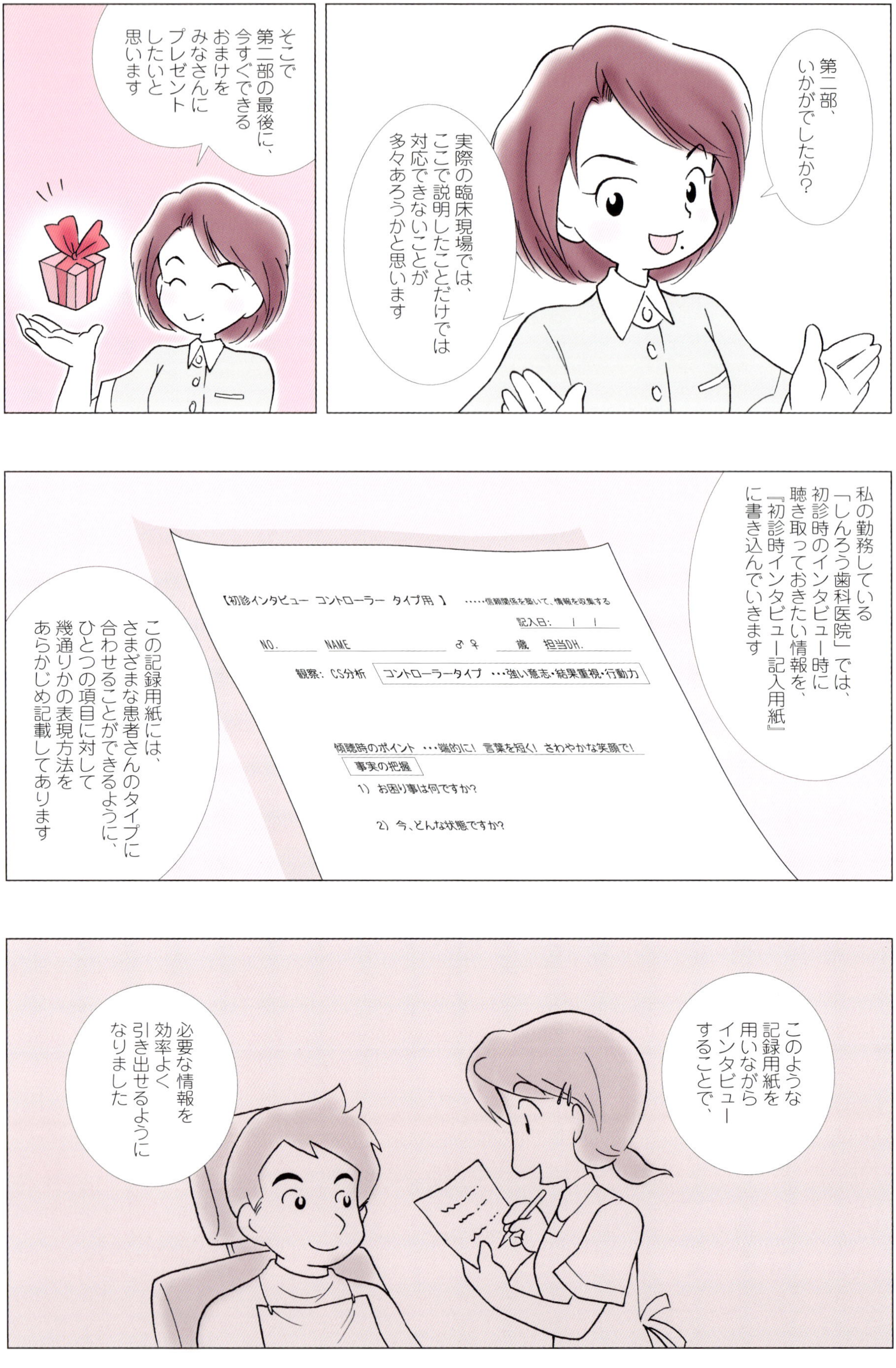
第二部、いかがでしたか？
実際の臨床現場では、ここで説明したことだけでは対応できないことが多々あろうかと思います
そこで第二部の最後に、今すぐできるおまけをみなさんにプレゼントしたいと思います
私の勤務している「しんろう歯科医院」では、初診時のインタビュー時に聴き取っておきたい情報を、『初診時インタビュー記入用紙』に書き込んでいきます
【初診インタビュー コントローラー タイプ用 】 ……信頼関係を築いて、情報を収集する
記入日： / /
NO. NAME ♂ ♀ 歳 担当DH.
観察：CS分析 コントローラータイプ …強い意志・結果重視・行動力
傾聴時のポイント …端的に！ 言葉を短く！ さわやかな笑顔で！
事実の把握
1) お困り事は何ですか？
2) 今、どんな状態ですか？
この記録用紙には、さまざまな患者さんのタイプに合わせることができるように、ひとつの項目に対して幾通りかの表現方法をあらかじめ記載してあります
このような記録用紙を用いながらインタビューすることで、
必要な情報を効率よく引き出せるようになりました

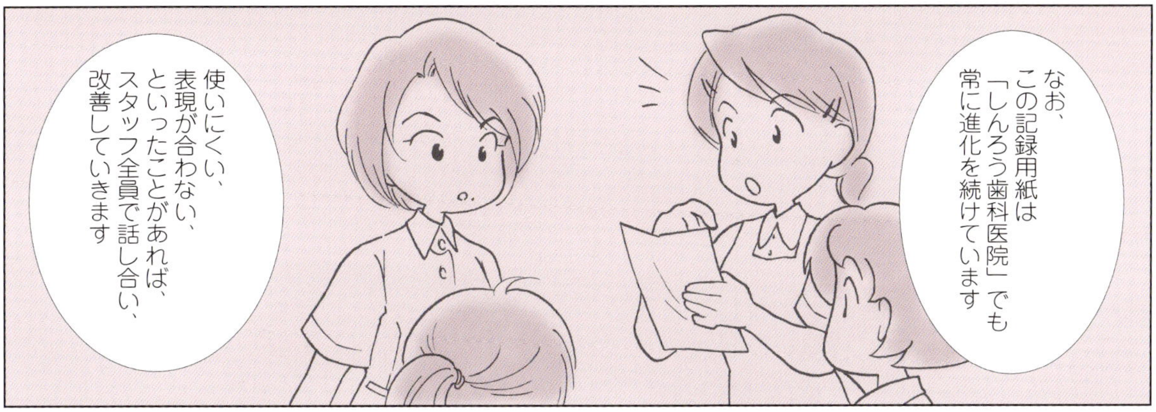
なお、
この記録用紙は
「しんろう歯科医院」でも
常に進化を続けています
使いにくい、
表現が合わない、
といったことがあれば、
スタッフ全員で話し合い、
改善していきます

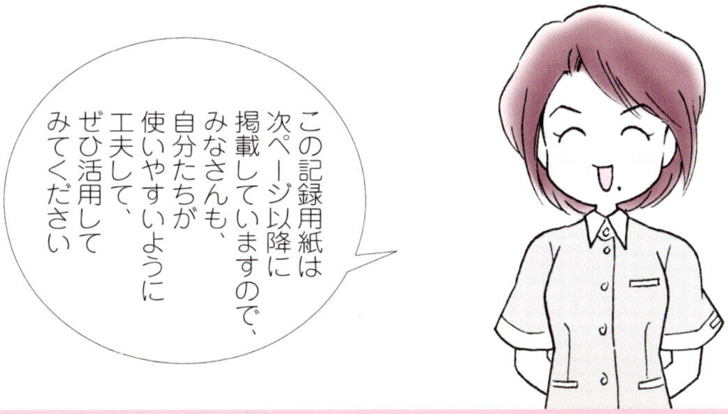
この記録用紙は
次ページ以降に
掲載していますので、
みなさんも、
自分たちが
使いやすいように
工夫して、
ぜひ活用して
みてください

| 初診時インタビュー | ナラティブの傾聴 |
| --- | --- |
| ① 困りごとは何ですか？<br>② 困りごとが起こった状況から現在までの経緯は？<br>③ 現在の状態は？ | 事実 |
| ④ 今、どんな風に感じていますか？<br>⑤ 気になることは何ですか？ | 感情 |
| ⑥ どのようにして欲しいですか？<br>⑦ 将来、どうありたいですか？ | 要望 |

おまけ

# 初診時インタビューのコツ

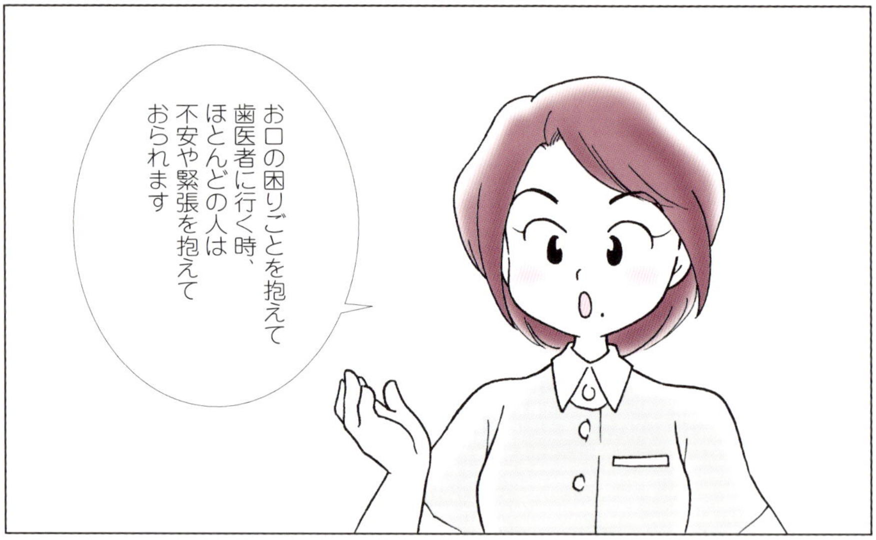
お口の困りごとを抱えて
歯医者に行く時、
ほとんどの人は
不安や緊張を抱えて
おられます

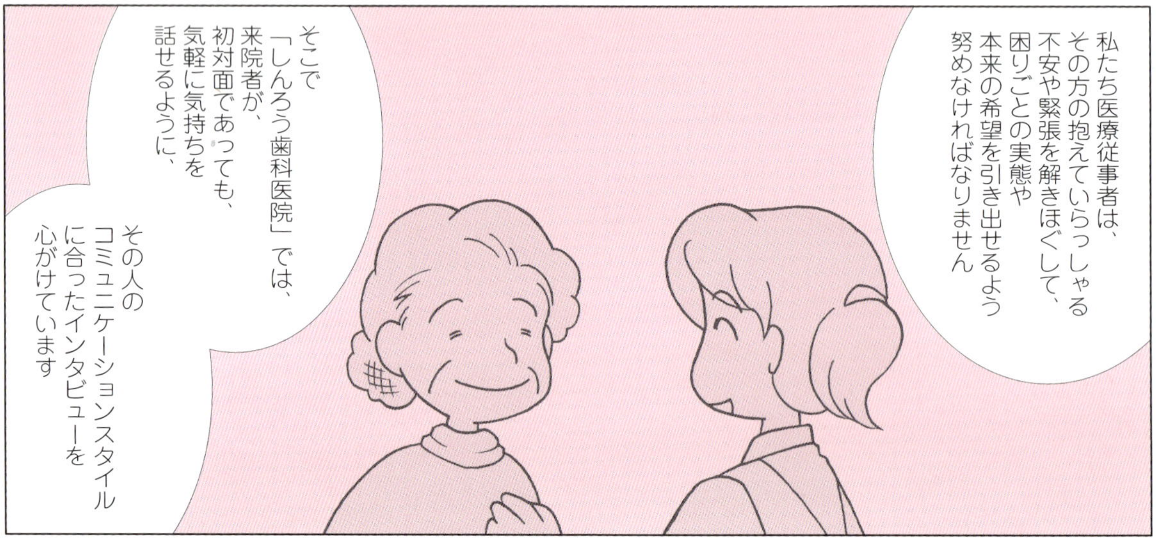
私たち医療従事者は、
その方の抱えていらっしゃる
不安や緊張を解きほぐして、
困りごとの実態や
本来の希望を引き出せるよう
努めなければなりません
そこで
「しんろう歯科医院」では、
来院者が、
初対面であっても、
気軽に気持ちを
話せるように、
その人の
コミュニケーションスタイル
に合ったインタビューを
心がけています

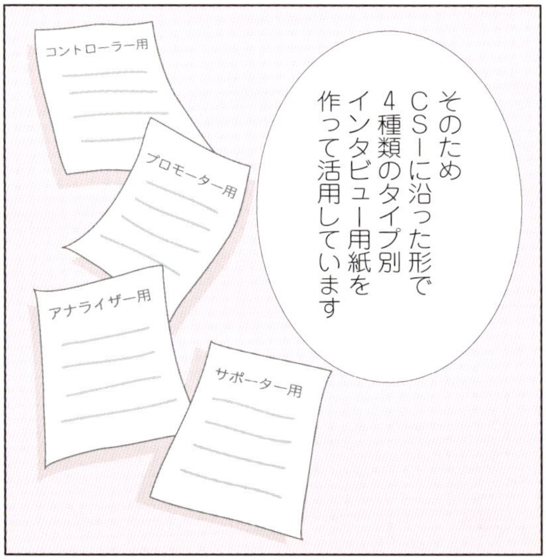
そのため
CSIに沿った形で
4種類のタイプ別
インタビュー用紙を
作って活用しています
コントローラー用
プロモーター用
アナライザー用
サポーター用

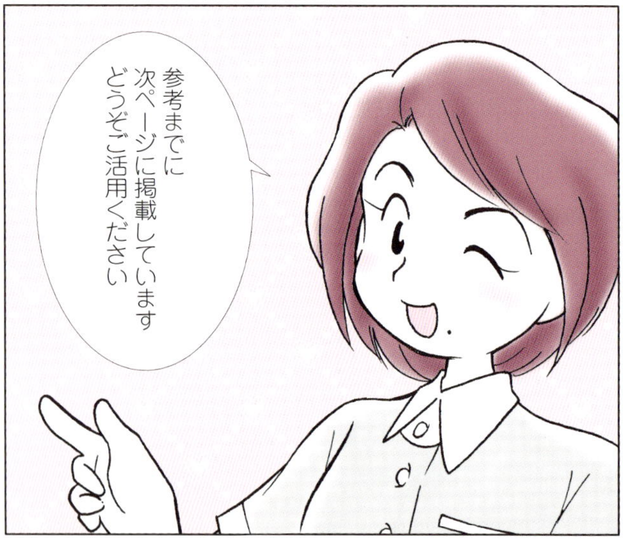
参考までに
次ページに掲載しています
どうぞご活用ください

【初診インタビュー　コントローラー　タイプ用　】　……信頼関係を築いて、情報を収集する

記入日：　/　/

NO.　　NAME　　♂ ♀　　歳　担当DH.

観察：CS分析　コントローラータイプ　・・・強い意志・結果重視・行動力

傾聴時のポイント　・・・端的に！　言葉を短く！　さわやかな笑顔で！

事実の把握

1）お困りごとは何ですか?

2）今、どんな状態ですか?

感情の把握

3）気になることが、ございますか?　YES / NO
伺ってもよろしいですか?

患者さんの要望の把握

4）ご要望があれば、お聞かせください。

****************************************************************
≪特記事項≫

【初診インタビュー　プロモーター　タイプ用　】　……信頼関係を築いて、情報を収集する

記入日：　/　/

NO.　　NAME　　♂♀　　歳　担当DH.

観察：CS分析　プロモータータイプ　・・・元気・夢・アイディア・思いつき

傾聴時のポイント　・・・明るく、感情豊かに、元気な笑顔で！

事実の把握

1）今回の大変だったお困りごとは、何でしょうか？

2）今は、どんな感じですか？（興味津々に）

感情の把握

3）その困りごとが降りかかって、今、どんなお気持ちですか
（しっかり目を見る）？

4）気になっておられることがあれば、お聞きしたいのですが、
（短い間）いかがですか？

患者さんの要望の把握

5）ご要望があれば、是非（アクセントをつけて）、お聞かせください。

************************************************************
≪特記事項≫

【初診インタビュー　アナライザー　タイプ用　】　……信頼関係を築いて、情報を収集する

記入日：　/　/

NO.　NAME　♂ ♀　歳　担当DH.

観察：CS分析　アナライザータイプ　・・・正確さ・分析好き・冷静

傾聴時のポイント　・・・真っすぐ受け止める気持ち、落ち着いた笑顔で！

事実の把握

1）お困りごとは、どんな内容ですか？（具体的に聴く）

2）そのお困りごとは、いつから降りかかり、今、どんな状態ですか？

感情の把握

3）　今一番気になっておられることから、伺ってもよろしいでしょうか？

患者さんの要望の把握

4）　ご要望があれば、細かなことでもかまいませんので、
具体的にお聞かせください。

*******************************************************************
≪特記事項≫

【初診インタビュー　サポーター　タイプ用　】　　……信頼関係を築いて、情報を収集する

記入日：　／　／

NO.　　　NAME　　　♂♀　　　歳　担当DH.

観察：CS分析　サポータータイプ　・・・協調・共感・優柔不断

傾聴時のポイント　・・・ほんわか穏やか、包むような優しい笑顔で！

事実の把握

1）今回大変だったお困りごとは、どんなことですか？

2）今、どんな様子ですか？

感情の把握

3）このお困りごとが起こって、お気持ちは　いかがですか？

4）何か気になっておられることなど、ございますか？　YES / NO
お力になりたいと思いますので、是非（優しく）、お聞かせください。

患者さんの要望の把握

5）ご要望などございましたら、お申しつけください。

************************************************************
≪特記事項≫

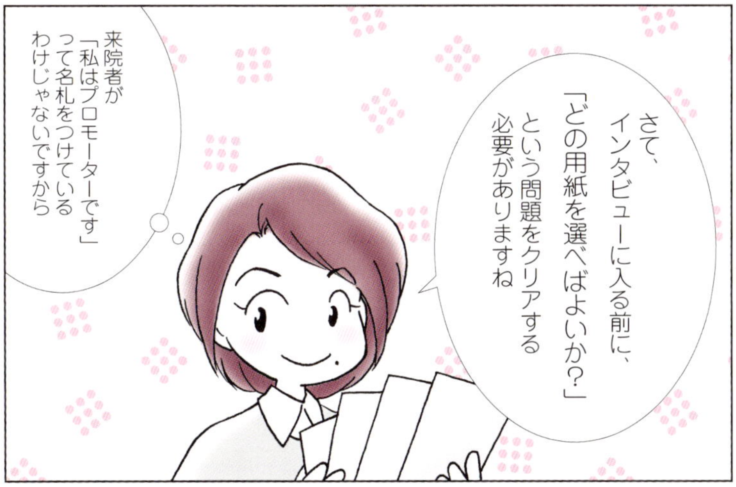
さて、
インタビューに入る前に、
「どの用紙を選べばよいか？」
という問題をクリアする
必要がありますね
来院者が
「私はプロモーターです」
って名札をつけている
わけじゃないですから

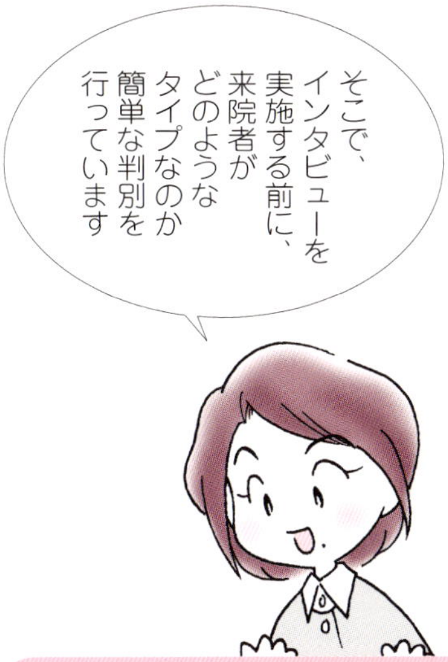
そこで、
インタビューを
実施する前に、
来院者が
どのような
タイプなのか
簡単な判別を
行っています

**ステップ1**　観察

待合室や受付での様子から得られる情報をキャッチ

- ★ コントローラー … どしっと、背もたれに寄りかかって座っている。言葉数は少ない
- ★ プロモーター … 感情豊か、リアクションが大きい
- ★ アナライザー … 几帳面、神経質な感じ、きちんとしている感じ
- ★ サポーター … 周りを気にする、控えめな感じ

**ステップ2**　スマイル・クエスチョンの意味も含めて声をかけてみる

例）「お天気の話」
Q：今日はいいお天気ですね。外は暑いでしょう？

- ★ コントローラー … え、まあ。（以上！　そんなことはいいから早く本題に入れば？！）
- ★ プロモーター … いや～、もう暑くて大変ですよ！（声の抑揚・オーバーアクション）
- ★ アナライザー … 今日の気温は36度まで上がるそうです。（情報から冷静に分析）
- ★ サポーター … ええ、でも皆さんも大変でしょ？（相手を気遣う。協調性重視）

例）「来院までの道のりの話」
Q：ここまでおこしになるのは、大変じゃなかったですか？

- ★ コントローラー … いえ、別に。
- ★ プロモーター … 道路が混んでいて、予約時間が気になって、本当に焦りました！
- ★ アナライザー … 事前に調べていましたので、問題ありませんでした。
- ★ サポーター … いえいえ、大丈夫ですよ。（当たり障りのない発言）

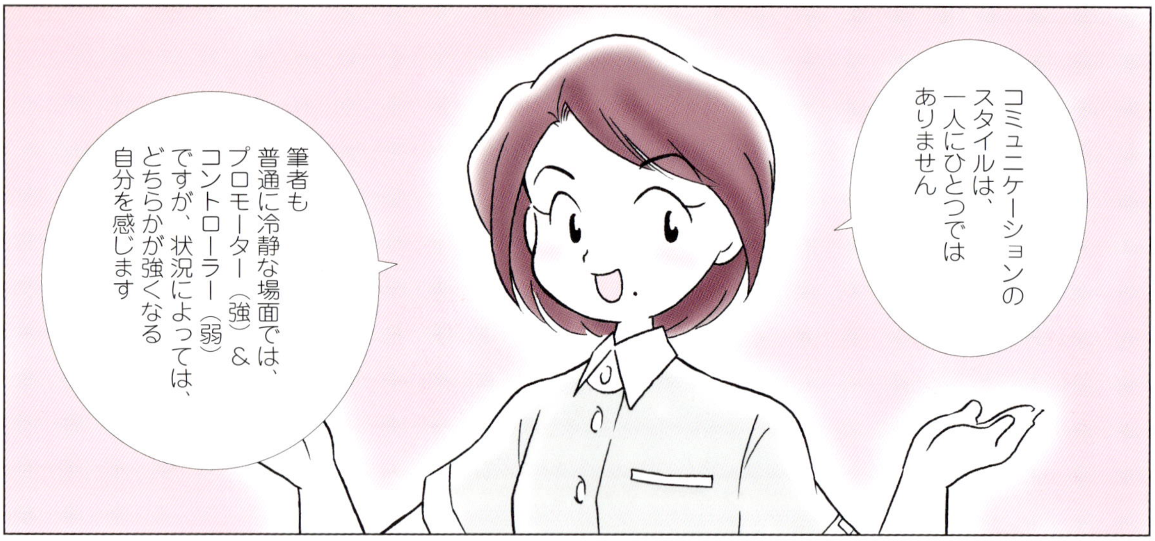
コミュニケーションのスタイルは、一人にひとつではありません
筆者も普通に冷静な場面では、プロモーター（強）＆コントローラー（弱）ですが、状況によっては、どちらかが強くなる自分を感じます

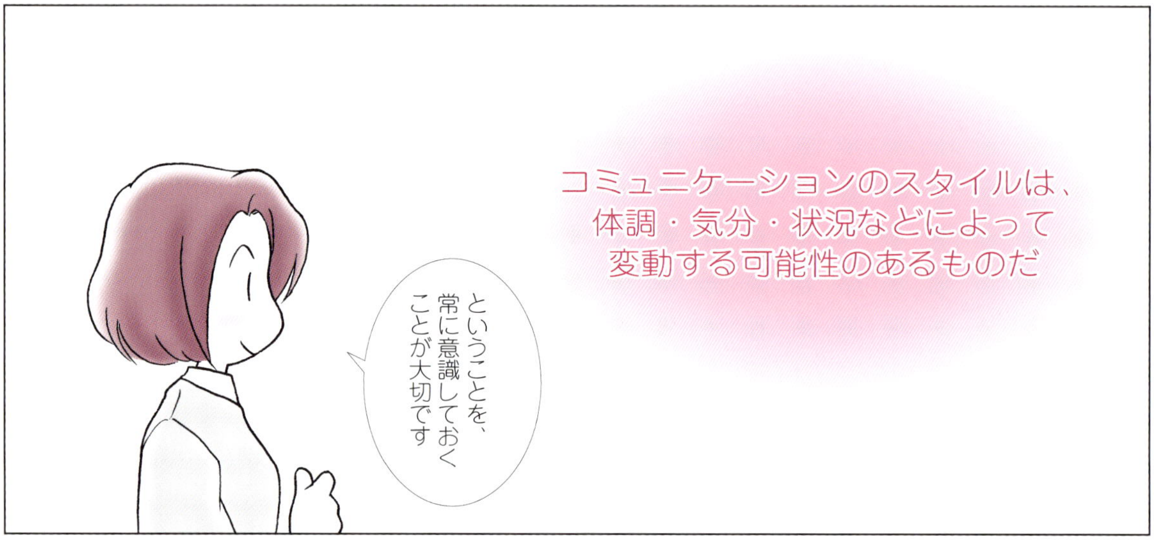
コミュニケーションのスタイルは、体調・気分・状況などによって変動する可能性のあるものだ
ということを、常に意識しておくことが大切です

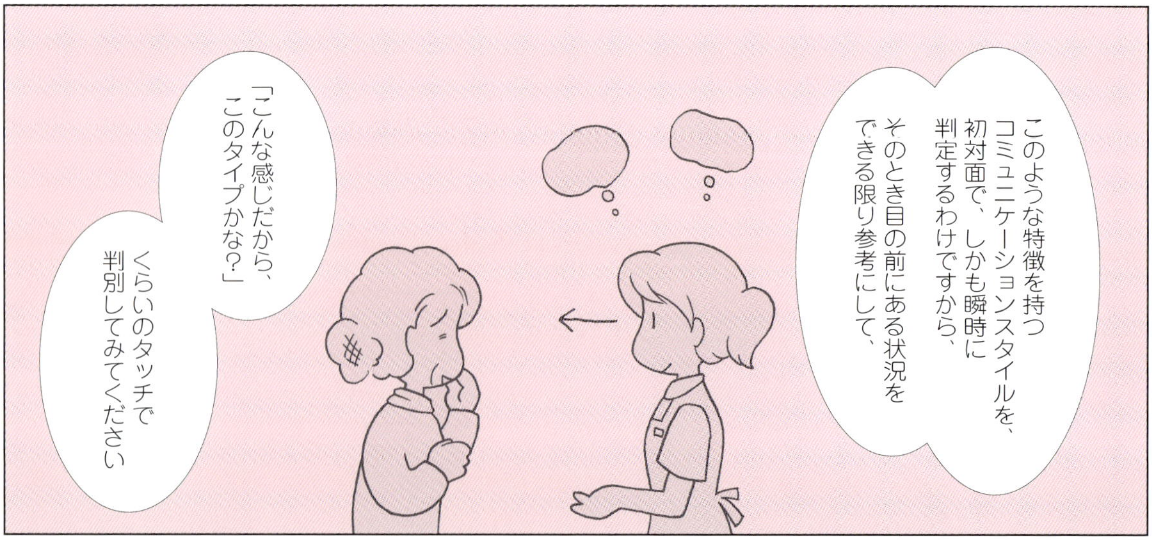
このような特徴を持つコミュニケーションスタイルを、初対面で、しかも瞬時に判定するわけですから、そのとき目の前にある状況をできる限り参考にして、
「こんな感じだから、このタイプかな？」
くらいのタッチで判別してみてください

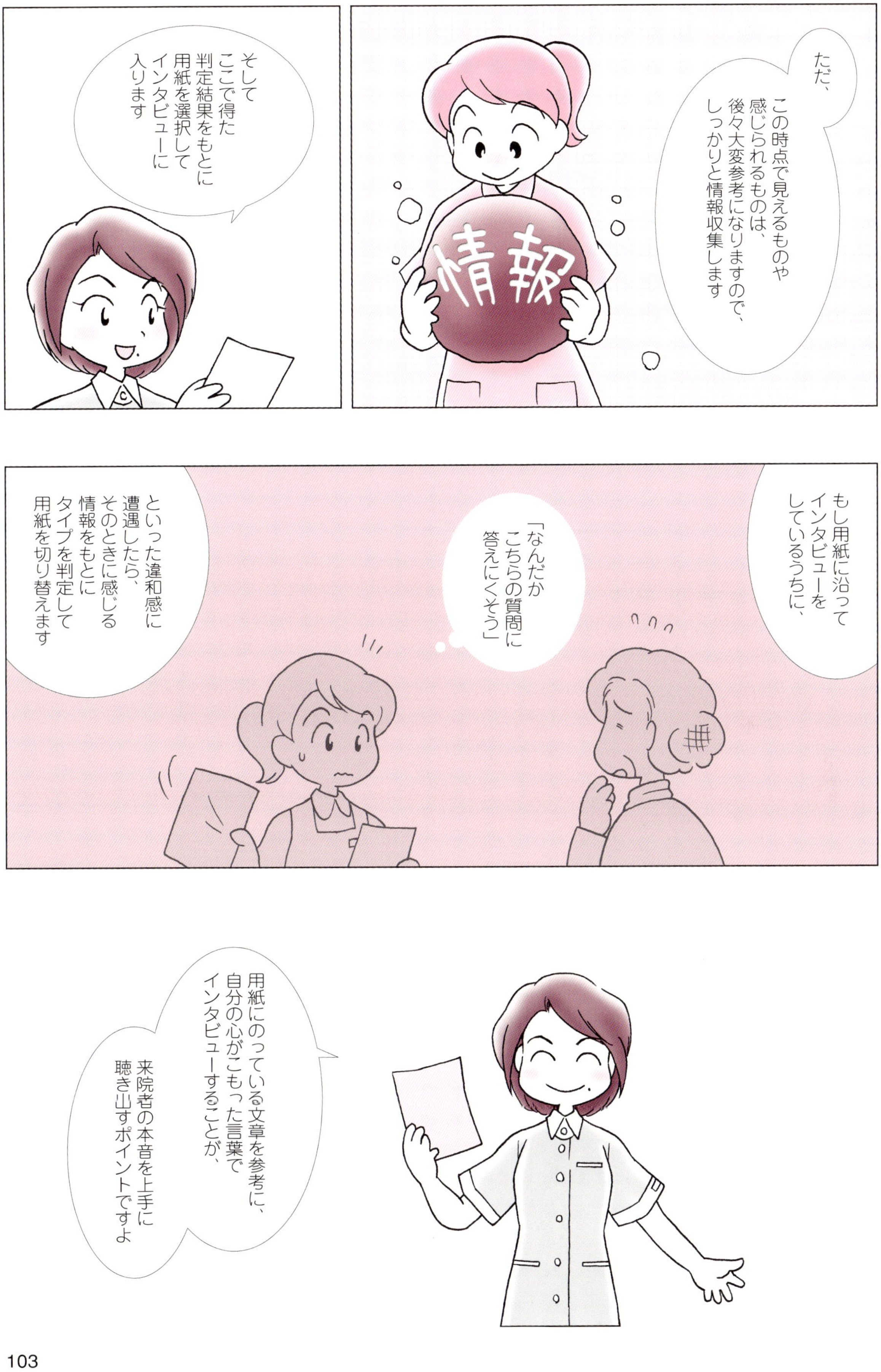
ただ、
この時点で見えるものや感じられるものは、後々大変参考になりますので、しっかりと情報収集します
情報
そしてここで得た判定結果をもとに用紙を選択してインタビューに入ります
もし用紙に沿ってインタビューをしているうちに、
「なんだかこちらの質問に答えにくそう」
といった違和感に遭遇したら、そのときに感じる情報をもとにタイプを判定して用紙を切り替えます
用紙にのっている文章を参考に、自分の心がこもった言葉でインタビューすることが、
来院者の本音を上手に聴き出すポイントですよ

**ティーブレイク・コラム**

## コーチングで五キログラムダイエット成功！「やればできる私」との出会い

　本を出すことになって、出版コンサルタントの方とお食事をしながら話す機会がありました。彼は「顔写真を帯に載せてはいかがですか?」と提案して下さいました。その言葉の後に、「ご存知ですか? 写真って横に広がって見えるんです。このままでよろしいですか? もう五キロぐらいお痩せになってはいかがですか」と付け加えられたのです!

……ん? 何それ?

「なんでそこまで言われなきゃいけないの!」

「痩せようと思っても、なかなか痩せられないのよ!」

「痩せるときは胸から痩せるもの! それはとっても困ります!」

　私はムカついて、「放っといてよ! このままでいいじゃん!」という気持ちでいっぱいでした。

　人は何も変えずに今のまま過ごすことが楽だと感じます。自然体のスタイルが現状だからです。「このままでいいじゃん!」……これをコーチングの研修会で『グレムリンのささやき』と習いました。「いいよ! このままが楽でしょ? 無理なんかする必要ないって!」と耳元でグレムリンがささやくと、何か新しい行動を起こそうという気持ちが薄れていきます。この時、私の耳にもグレムリンのささやきが聞こえていました。

　その声に従って、食事を終え、何もなかったかのように帰ろうとした時のことです。コンサルタントの彼が、まっすぐ私の方に向き直して、「五キロくらい痩せた方が、今よりずっと素敵だと、僕は思いますよ。」と言ったんです。とても澄んだ目をして。……瞬時に痩せる決心をしました!「五キロ痩せて『素敵だ』と言わせたい!」これが私の目標となりました。

　目標達成のために選んだ私の方法は、ビジュアルダイエットとインシュリンダイエットでした。

○私のビジュアルダイエット…携帯電話のスケジュールに、毎朝の体重と体脂肪を入力する。日めくりで見ると、数字が増えるのが許せなくなる。(選択理由:毎日の計測が気にならないA型に最適と聞いたから)

○私のインシュリンダイエット…白米摂取を徹底的にやめる。(選択理由:下半身ブタさんに効くと聞いたから)

　結局、四ヶ月で目標の「五キロダイエット」を達成しました。コンサルタントに報告すると、お祝いにとオシャレなランチにご招待くださいました。

　心から達成したいと願う目標が明確になると、達成したくなります。目標達成のイメージはよりクリアな方が効果的です。「目標が達成されると、どんな素敵なことが起こるのか?」細かなところまでイメージしていくと、そのゴールを手に入れずにはいられなくなります。後は、具体的で効率がよく自分にとって負担の少ない方法(楽しめれば、それが一番!)を決めて、期限を決めて取り掛かる。「一か月ごとなど定期的な間隔での評価(進行状況の確認・承認・検討)をする」ということが、私にとっては成功への隠れたポイントでした。

　ご褒美にご招待頂いたランチよりも、目標を達成できた自分自身がうれしくて、「やり遂げることができる自信」につながったと感じています。ダイエットは今も更新中。現在の目標は、「バストサイズを落とさずにお腹を引き締める」です。

# 第3部
# 楽しく学べる
# コミュニケーション
# トレーニング

第3部
楽しく学べる
コミュニケーション
トレーニング

ゲーム

# 持っているのは誰？

☆**目的**……非言語コミュニケーション（VoiceやVisual）から真実を導く観察力を磨く

☆**必要人数**……４名

☆**準備するもの**……歯磨剤１本

**【ゲームのしかた】**

①まず「歯磨剤を隠し持っている人」チーム３名と、「当てる人」１名にわかれる。

②「隠し持っている人」チーム３名のうち１名だけ歯磨剤を持つ。そして３名全員、手を後ろに回して立つ。

③当てる人は、３名全員に「３種類」の質問を投げかけることができる。

④隠し持っている人チームは、その質問に必ず答えなければならない。ただし、「私が持っている」というウソはついてもよい。

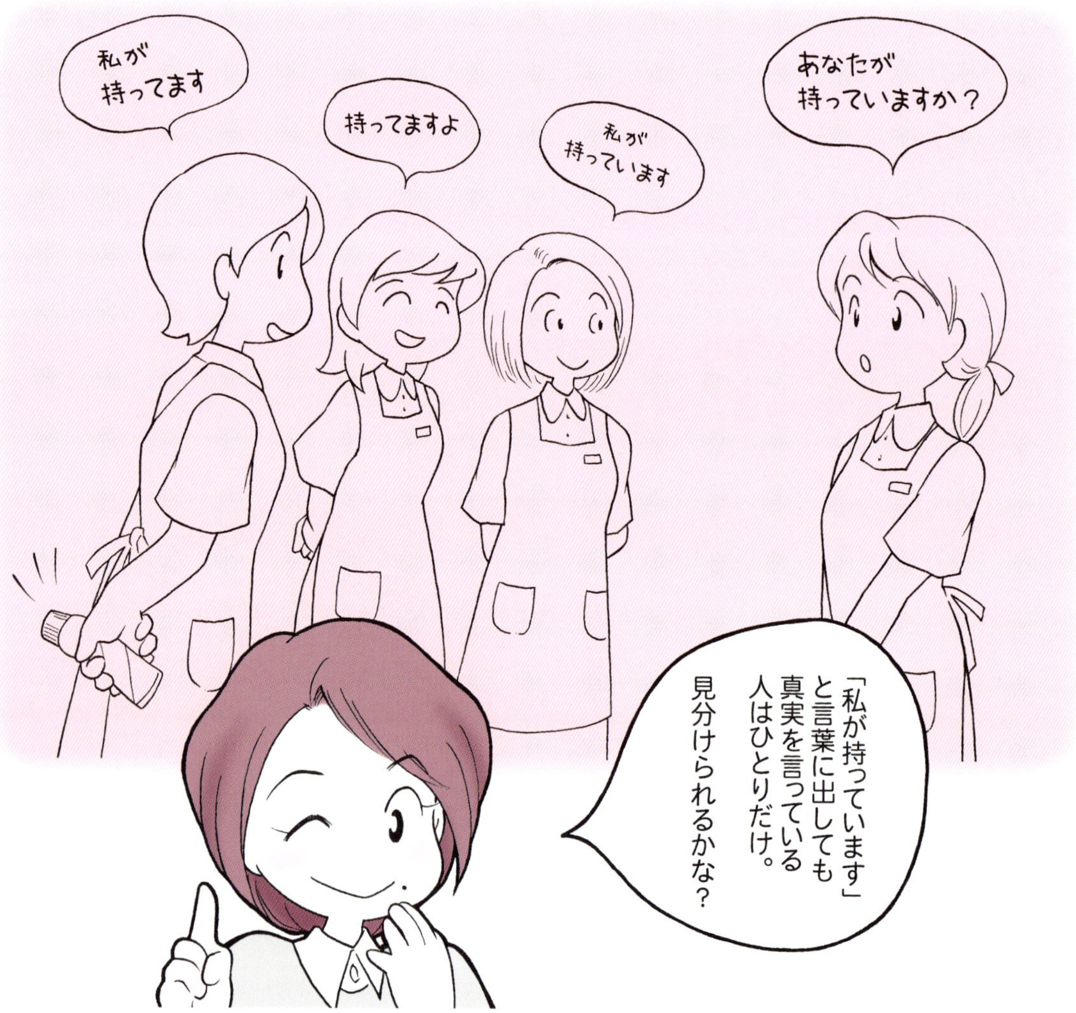

あなたが持っていますか？
私が持っています
持ってますよ
私が持ってます
「私が持っています」と言葉に出しても真実を言っている人はひとりだけ。見分けられるかな？

トレーニング

## 共通点を探そう！

☆**目的**……初対面の人とのコミュニケーションの入り口は、「相手と自分の共通点を探すこと」だといわれている。このゲームでは、初診来院者との『心通い合うコミュニケーション』を円滑にスタートさせるための、共通点を探すテクニックを身につける。

☆**必要人数**……2名

☆**準備するもの**……ストップウォッチ

**【ゲームのしかた】**

①「共通点を探す人＝Aさん」「共通点を探される人＝Bさん」の役を決める。

②制限時間2分間の間に、AさんからBさんに質問を投げかけて、お互いの共通点を3点以上見つける。

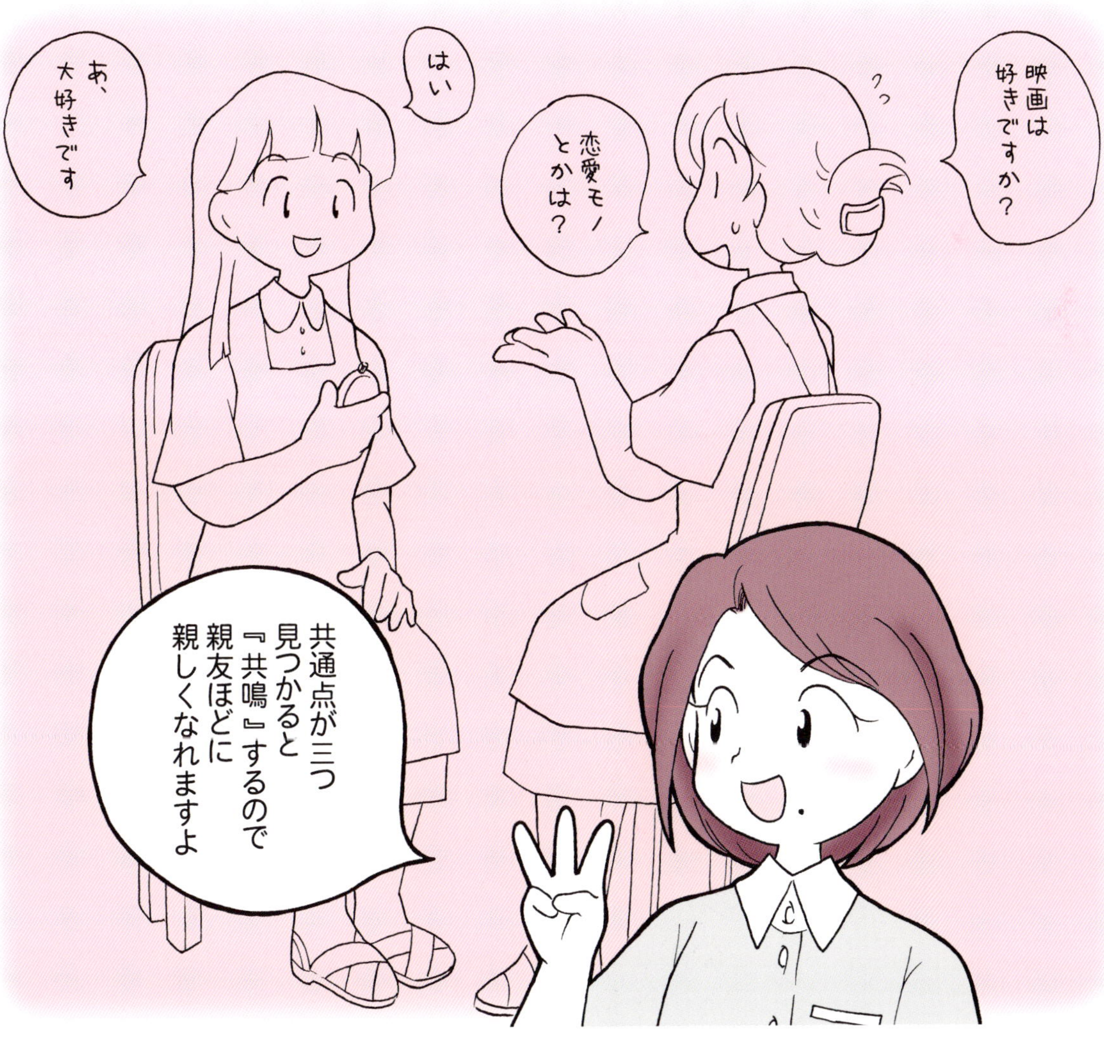
映画は好きですか？
恋愛モノとかは？
はい
あ、大好きです
共通点が三つ見つかると『共鳴』するので親友ほどに親しくなれますよ

トレーニング

## 信頼関係を築くための意識的ペーシング

☆**目的**……コーチが初対面のクライアントと短時間で信頼関係を築くためには、意識的にペーシングするのが効果的だといわれている。このトレーニングにより、意識的にペーシングをするスキルを学ぶ。

☆**必要人数**……２名

☆**準備するもの**……ストップウォッチ

**【トレーニングのしかた】**

①２人１組（Ａさん、Ｂさん）を決める。

②Ａさんは、最近起こった「大変だったこと」について、１分間、Ｂさんに話をする。この時Ｂさんは、Ａさんを無表情で見つめ、一定の声のトーンで対応する。

③再度Ａさんは、①と同じように１分間、Ｂさんに話をする。Ｂさんは、①とは異なり、表情・視線・ジェスチャーなどのボディランゲージや話す言葉・声のトーン・スピードなどを、Ａさんのペースに合わせ、会話をする。

④②と③の違いを、Ａさんの感想をもとに１分間話し合ってみる。

⑤ＡさんとＢさんを交代して、①〜④を行う。

①コーチ側の気持ちをゼロにする＝心をニュートラルにすること
②クライアント側（相手）のペースをしっかり観察すること
ペーシングが上達するにはこの2点が大切です
繰り返しトレーニングするうちに「意識的にペースを合わせることができた！」と感じる瞬間に遭遇できるでしょう

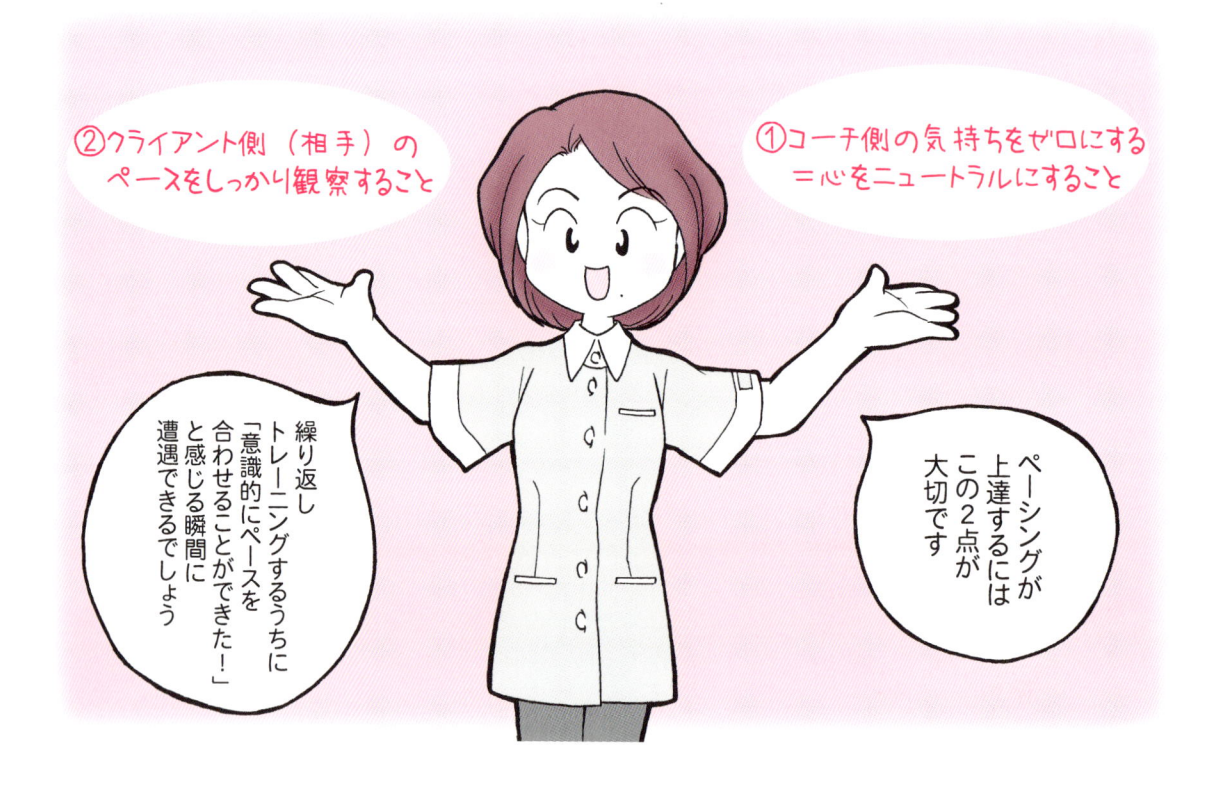

トレーニング

## 相手のいいところや強みを見つけて、ほめる

☆**目的**……人は、ほめられたり認められると、うれしくなり元気になる。チームメイトのいいところや強みを観察・傾聴して、承認のメッセージを伝えることで、日常臨床でも自然とほめることができるようになる。

☆**必要人数**……２名

☆**準備するもの**……ストップウォッチ

**【トレーニングのしかた】**

①２人１組（Aさん、Bさん）になる。

②Aさんは「今までの人生の中で、他人からかけられた言葉でうれしくなったり勇気づけられた体験」について、２分間、Bさんに話をする。Bさんは、心をニュートラルにし、ペーシングしながら観察・傾聴する。

③BさんはAさんのいいところや強みを、１分間で承認のメッセージとして伝える。

④お互いに感じたことを、１分間、話し合ってみる。

⑤AさんとBさんを交代して、②～④をもう一度行う。

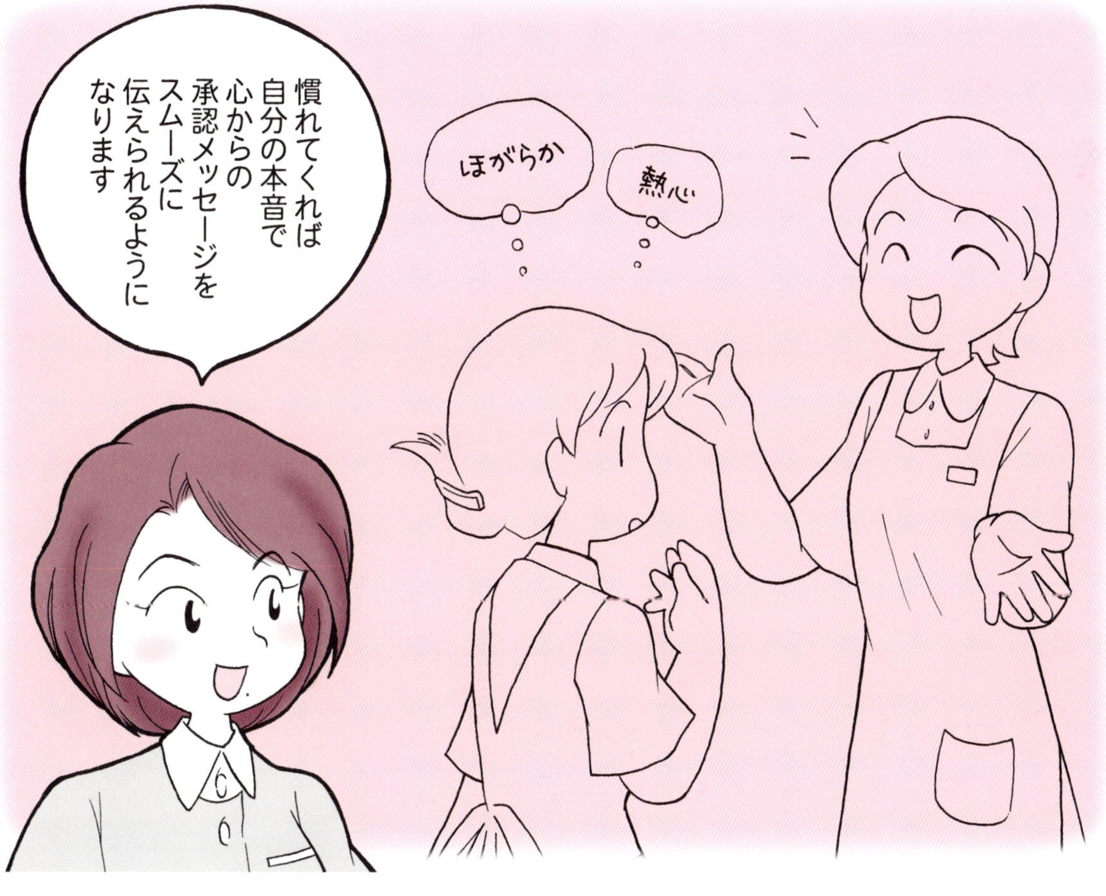
慣れてくれば自分の本音で心からの承認メッセージをスムーズに伝えられるようになります
ほがらか
熱心

# お・ま・け
# 更なる成長を目指すみなさんへ

『コミュニケーション』を学べる推薦図書ガイド

お・ま・け
更なる成長を目指すみなさんへ

『コミュニケーション』を学べる推薦図書ガイド

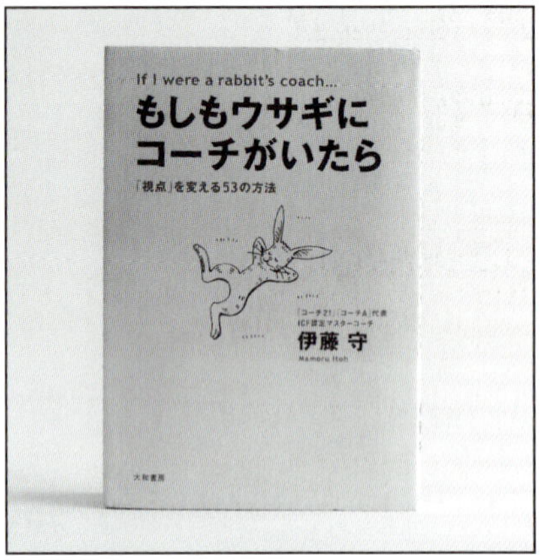


## もしもウサギにコーチがいたら 「視点」を変える53の方法

**伊藤　守・著**

・コーチングを知る「はじめの一歩」にお薦め。
・「コーチングって、人をこんなふうに育てるコミュニケーションテクニックなのね！」と理解できるでしょう。
・イソップ物語の「ウサギとかめ」に出てくるウサギの『やる気』を引き出す方法を楽しく解説しています。
・著者のお人柄が伝わってくるあたたかい読み物です。

出版社名　大和書房
定価本体　1200円（税別）

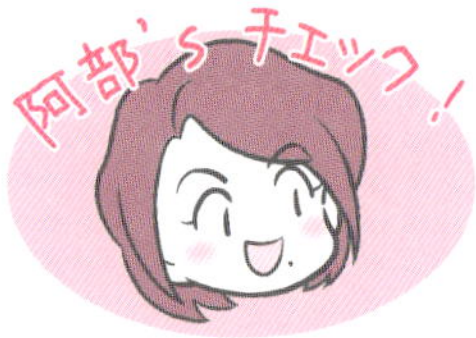


| | |
|---|---|
| 親しみやすさ | ★★★★★ |
| ウンチク面（知識） | ★★★★ |
| 実践面（技術面） | ★★★ |
| 重厚感 | ☆ |

## 図解　もしもウサギにコーチがいたら 「やる気」を引き出す33の方法

**伊藤　守・著**

・コーチングを意識する「はじめの一歩」にお薦め。
・イソップ物語の「ウサギとかめ」に出てくるウサギの『やる気』を引き出す方法の図解編。
・Ａ４サイズ。薄くて参考書として活用しやすい。
・図がかわいい、イメージをつかみやすいと思います。

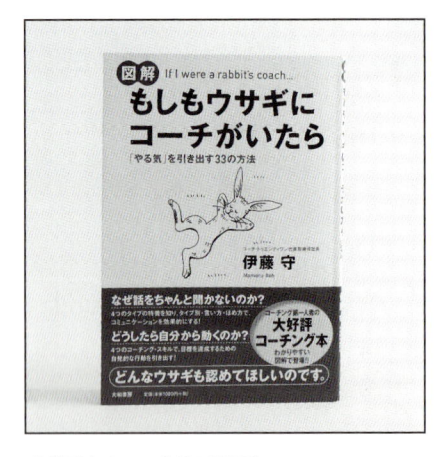

出版社名　大和書房
定価本体　1000円（税別）

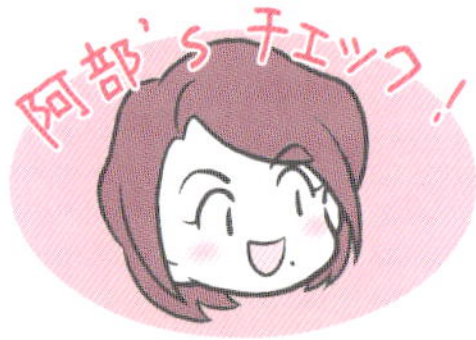


| | |
|---|---|
| 親しみやすさ | ★★★★★ |
| ウンチク面（知識） | ★★★ |
| 実践面（技術面） | ★★★★ |
| 重厚感 | ☆ |

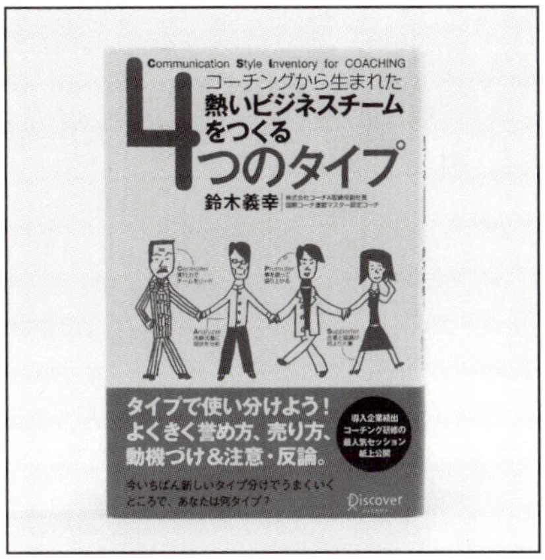


**コーチングから生まれた**
**熱いビジネスチームをつくる４つのタイプ**

**鈴木義幸・著**

- 「コミュニケーションがうまくいかない」と感じておられる方にお薦め。
- コミュニケーションのスタイルによって分類された４つのタイプを知ることで、相手が受け入れやすい対応を見つけられるようになります。
- 自分自身を磨き高めるためにも有効です。

出版社名　ディスカヴァー・トゥエンティワン
定価本体　1300円（税別）

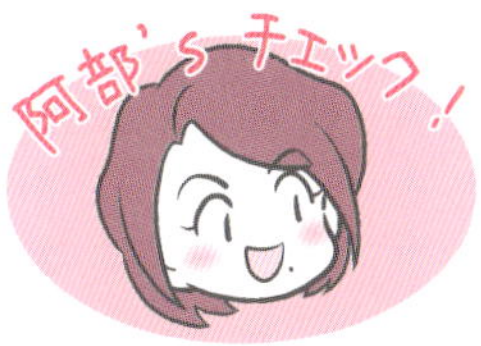


| | |
|---|---|
| 親しみやすさ | ★★★ |
| ウンチク面（知識） | ★★★★★ |
| 実践面（技術面） | ★★★★★ |
| 重厚感 | ★★★ |

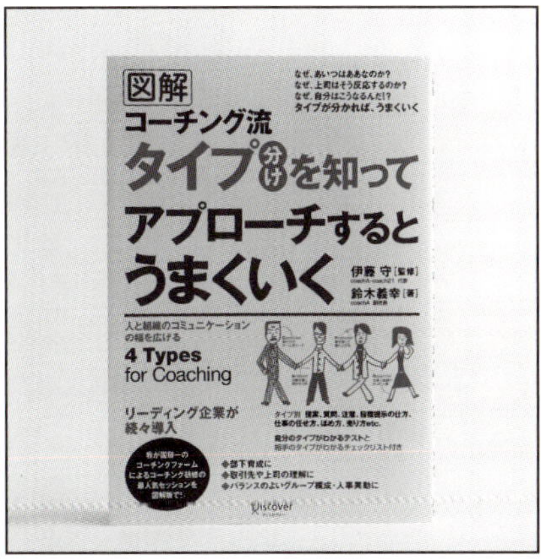


**図解コーチング流**
**タイプ分けを知ってアプローチするとうまくいく**

**伊藤　守・監修、鈴木義幸・著**

- コミュニケーションスタイルで人を４つのタイプに分類するC.S.I.（コミュニケーション・スタイル・インベントリー）にてアプローチをする方法を、図や表でわかりやすく提示してくれている１冊です。
- C.S.I.やコーチングについての基礎知識を事前に持っておくと、診療の現場で実践に活用できる書籍です。

出版社名　ディスカヴァー・トゥエンティワン
定価本体　1000円（税別）

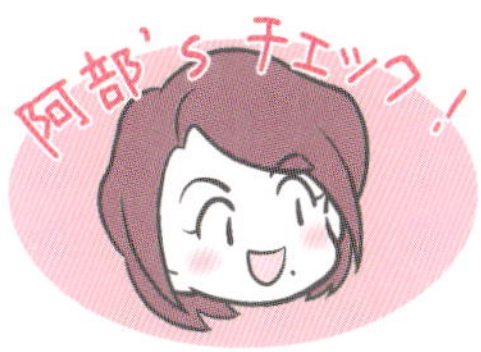


| | |
|---|---|
| 親しみやすさ | ★★★★★ |
| ウンチク面（知識） | ★★★★ |
| 実践面（技術面） | ★★★★★ |
| 重厚感 | ☆ |

## コーチングマネジメント

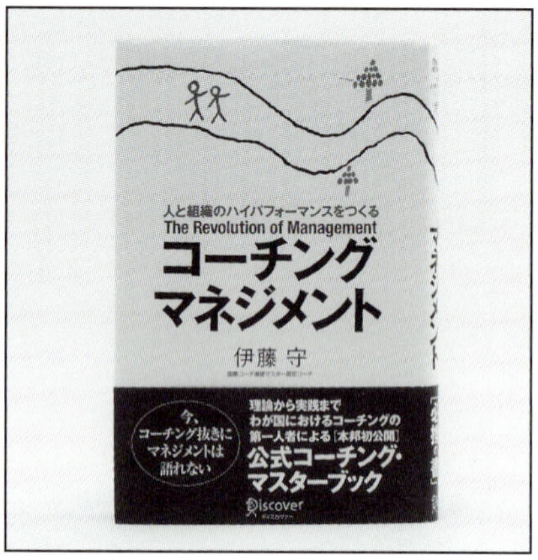


出版社名　ディスカヴァー・
　　　　　トゥエンティワン
定価本体　2000円（税別）

**伊藤　守・著**

・戦略的なコミュニケーション・スキルのひとつであるコーチングの本質からその実践的応用までを紹介している書籍です。
・本気でコーチングをマスターされたい方で、理論やスキルに関心が強い方にお薦めです。
・コーチを目指す人のテキスト的な1冊です。

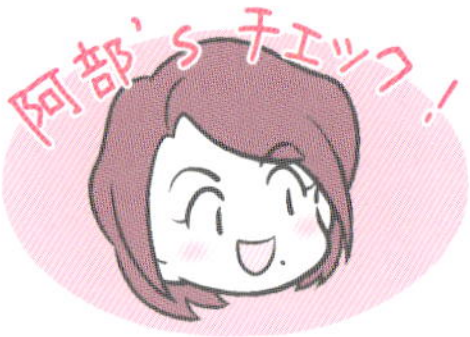


| | |
|---|---|
| 親しみやすさ | ★★ |
| ウンチク面（知識） | ★★★★★ |
| 実践面（技術面） | ★★★★★ |
| 重厚感 | ★★★★ |

## 図解　コーチングマネジメント

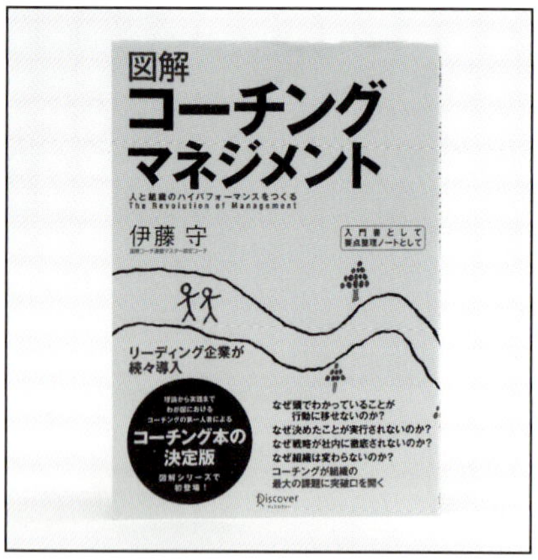


出版社名　ディスカヴァー・
　　　　　トゥエンティワン
定価本体　1000円（税別）

**伊藤　守・著**

・「やる気を引き出したい」と思っても、なかなかうまくいかないと感じておられる方にお薦めです。
・コーチングの理論と実践方法が紹介されています。
・図でポイントが整理されているので、書かれている内容がイメージしやすい書籍です。

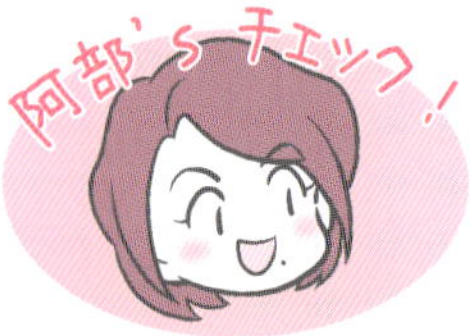


| | |
|---|---|
| 親しみやすさ | ★★★ |
| ウンチク面（知識） | ★★★★★ |
| 実践面（技術面） | ★★★★★ |
| 重厚感 | ★★ |

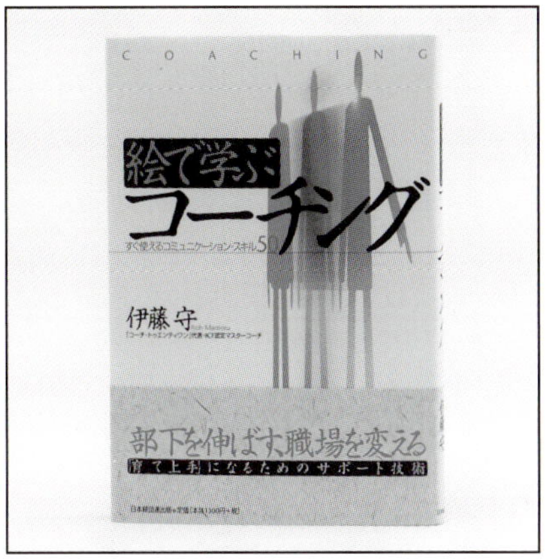


## 絵で学ぶコーチング すぐ使えるコミュニケーション・スキル50

**伊藤　守・著**

・コーチングを学ぶ「はじめの一歩」にお薦め。
・コーチングが「小手先のスキル」ではないことを「絵」で学び取れる構成になっています。
・見開き完結タイプで、イメージをまとめやすい。
・実践に即した基礎知識が満載です。

出版社名　日本経団連出版
定価本体　1300円（税別）

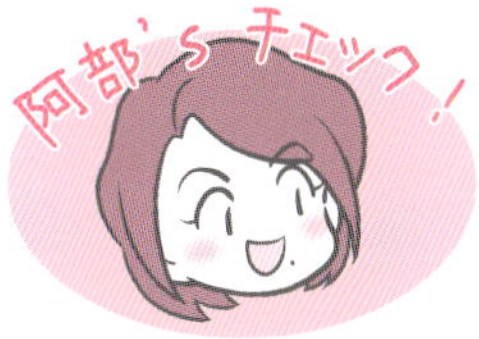


| | |
|---|---|
| 親しみやすさ | ★★★★★ |
| ウンチク面（知識） | ★★★★ |
| 実践面（技術面） | ★★★★ |
| 重厚感 | ★ |

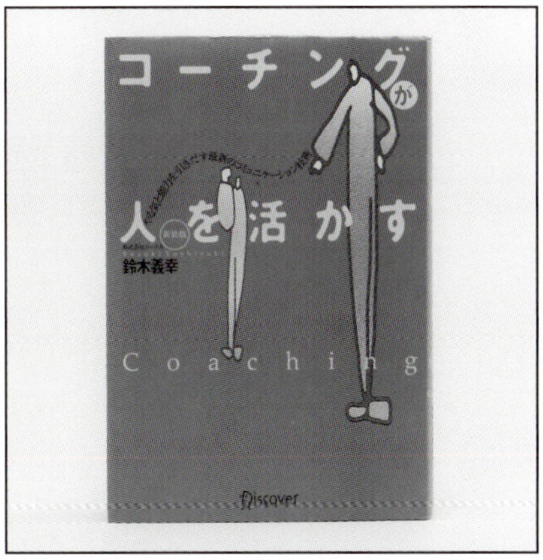


## コーチングが人を活かす

**鈴木義幸・著**

・「人にやらせる」技術ではなく、「人がやってみたいと思わせる」技術を、パッケージ化してわかりやすく提供してくれます。
・実践で即使えそうなスキルが50項目にまとめられています。

出版社名　ディスカヴァー・トゥエンティワン
定価本体　1300円（税別）

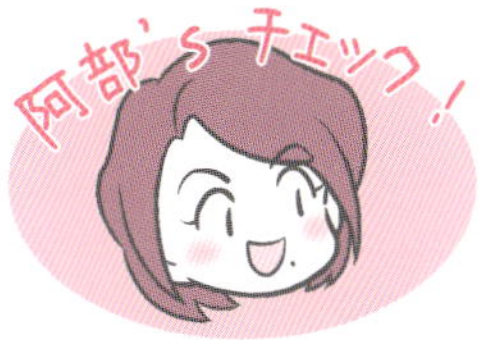


| | |
|---|---|
| 親しみやすさ | ★★★★ |
| ウンチク面（知識） | ★★★ |
| 実践面（技術面） | ★★★★★ |
| 重厚感 | ★★ |

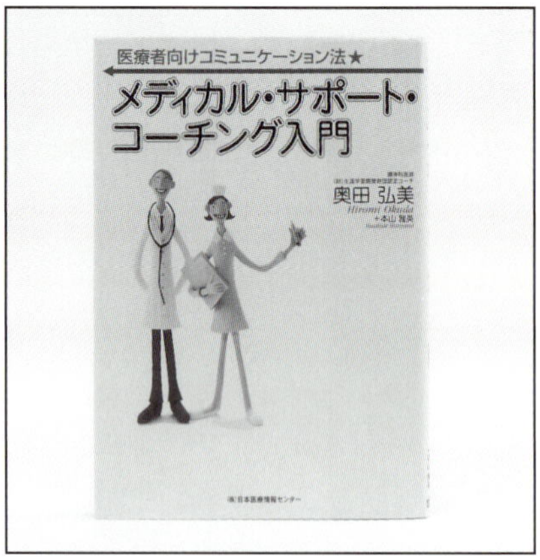


**医療者向けコミュニケーション法**
**メディカル・サポート・コーチング入門**

**奥田弘美・著**

・精神科医がコーチングをベースに、接遇学、カウンセリング学、ファシリテート・スキル等の要素を加えながら医療現場向けのコミュニケーション法をまとめました。
・医療チーム全体に浸透させていくための実践トレーニングの紹介もあります。
・医科と歯科のギャップはありますが、参考になる１冊。

出版社名　日本医療情報センター
定価本体　2500円（税別）

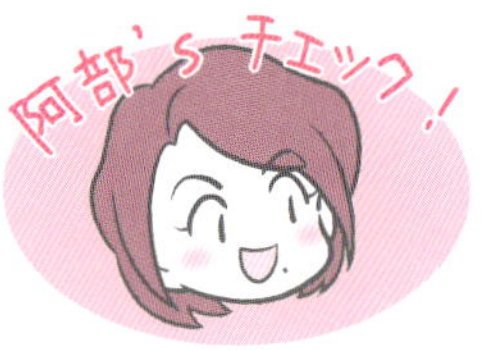


| | |
|---|---|
| **親しみやすさ** | ★★ |
| **ウンチク面（知識）** | ★★★★★ |
| **実践面（技術面）** | ★★★★ |
| **重厚感** | ★★★ |

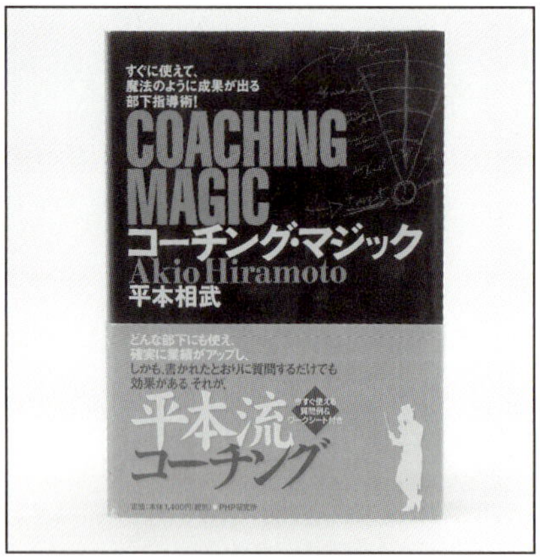


**コーチング・マジック　すぐに使えて、魔法のように成果が出る部下指導術！**

**平本相武・著**

・「すぐ使えて効果がでる」ことを第一に考えた実践書。
・「組織の成果」と「個人の充実」を満たす手法である平本流コーチングを、図を活用しながら、わかりやすく解説しています。
・著者の平本相武さんのエネルギッシュなお人柄が伝わってくる、パワフルな１冊です。

出版社名　PHP研究所
定価本体　1400円（税別）

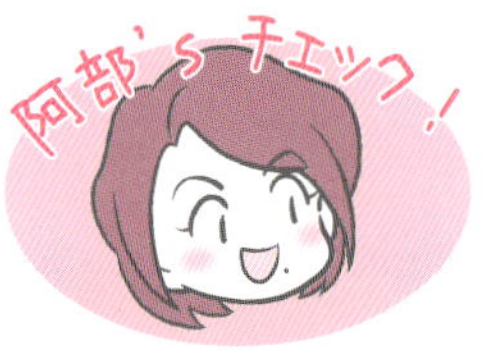


| | |
|---|---|
| **親しみやすさ** | ★★★ |
| **ウンチク面（知識）** | ★★★★ |
| **実践面（技術面）** | ★★★★★ |
| **重厚感** | ★★ |

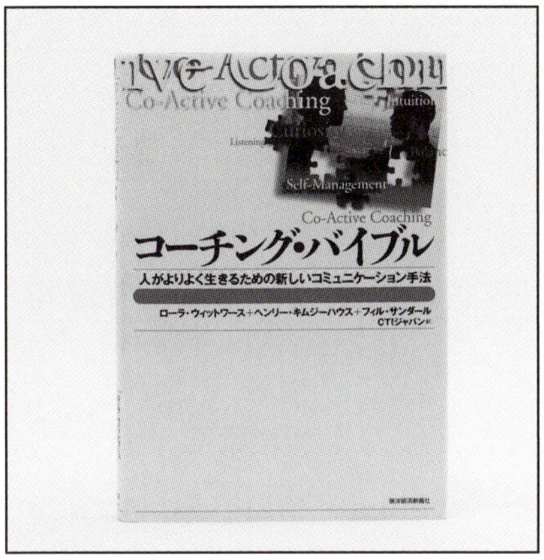


## コーチング・バイブル

**ローラ・ウィットワース、ヘンリー・キムジーハウス、**
**フィル・サンダール・著、CTIジャパン・訳**

・クライアントとコーチのコーアクティブ（協働的）なコーチングアプローチを紹介した書籍です。
・コーアクティブ・コーチングを「人がよりよく生きるための新しいコミュニケーション法」と位置づけています。
・コーチングの原点・真髄を感じることのできるテキスト的な１冊です。

出版社名　東洋経済新報社
定価本体　2500円（税別）

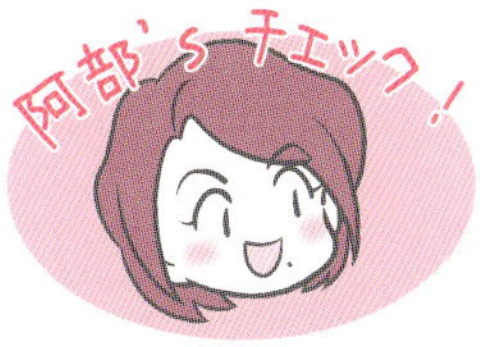


| | |
|---|---|
| 親しみやすさ | ★★ |
| ウンチク面（知識） | ★★★★★ |
| 実践面（技術面） | ★★★★★ |
| 重厚感 | ★★★★ |

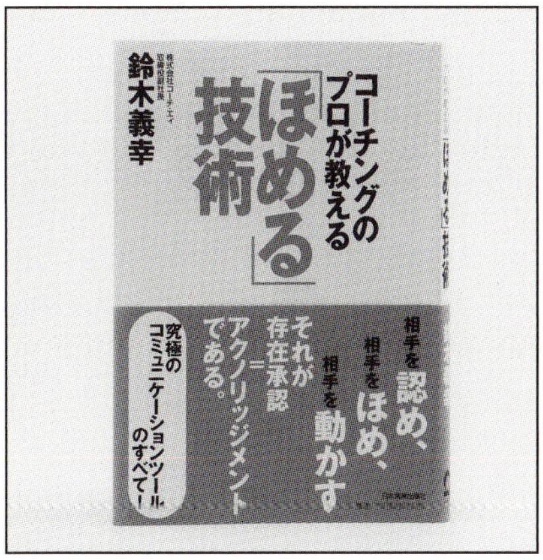


## コーチングのプロが教える「ほめる」技術

**鈴木義幸・著**

・「やる気になる」ってどんな時？　それはなぜ？　本書を読むとかなりスッキリしますよ。
・「医院を元気に盛り上げたい！」「後輩を育てたい！」とお考えの方に特にお薦めです。
・「ほめる」は『存在承認：アクノリッジメント』のひとつ。「認めること」の奥深さを知ることができます。

出版社名　日本実業出版社
定価本体　1300円（税別）

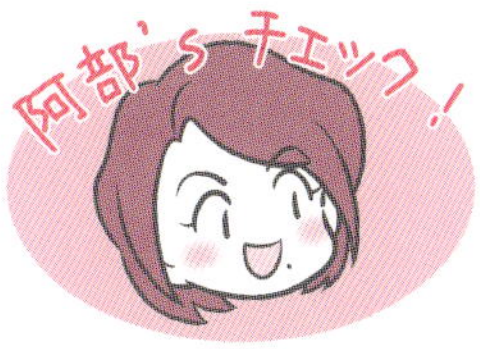


| | |
|---|---|
| 親しみやすさ | ★★★★ |
| ウンチク面（知識） | ★★★★★ |
| 実践面（技術面） | ★★★★ |
| 重厚感 | ★★ |

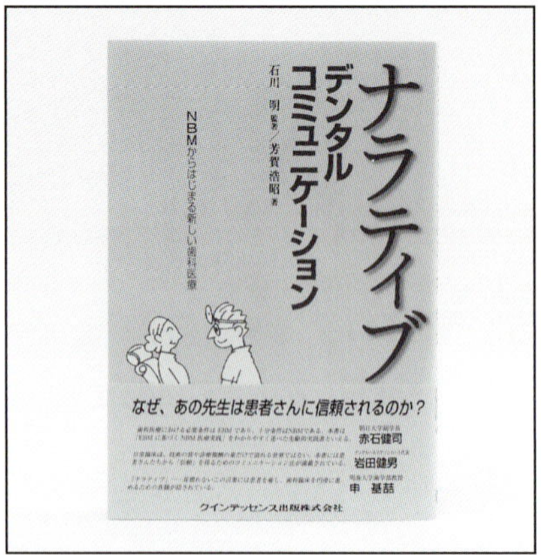


### ナラティブに基づいたデンタルコミュニケーション NBMからはじまる新しい歯科医療

**石川 明・監著、芳賀浩昭・著**

・「患者さんに信頼される」「患者さんに納得してもらう」歯科医療を実践するためのコミュニケーション法を提案しています。
・ＮＢＭ【ナラティブ（Narrative：物語）に基づく医療】の解説、実践方法、望ましい医院づくりまで紹介されています。

出版社名　クインテッセンス出版
定価本体　2000円（税別）

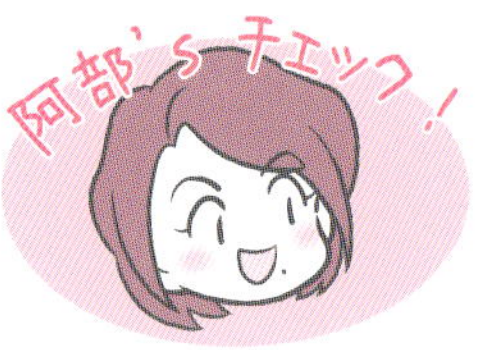


| | |
|---|---|
| 親しみやすさ | ★★★ |
| ウンチク面（知識） | ★★★★★ |
| 実践面（技術面） | ★★★★ |
| 重厚感 | ★★★ |

### コミュニケーションのノウハウ・ドゥハウ

**野口吉昭・編、ＨＲインスティテュート・著**

・優れたコミュニケーション力を身につけたい方にお薦め。
・知識提供と平行して各ステップに実践へのトレーニングが設定されているので、学びを体感しやすい。
・理論的な解説も体系図・表なども、細かく分類されているので、真正面からこの本と向き合うエネルギーを持って取り組むことをお薦めします。

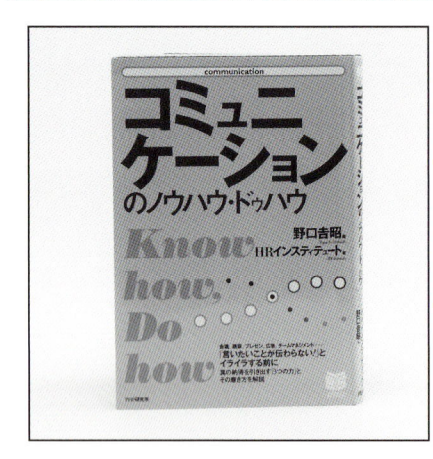

出版社名　ＰＨＰ研究所
定価本体　1500円（税別）

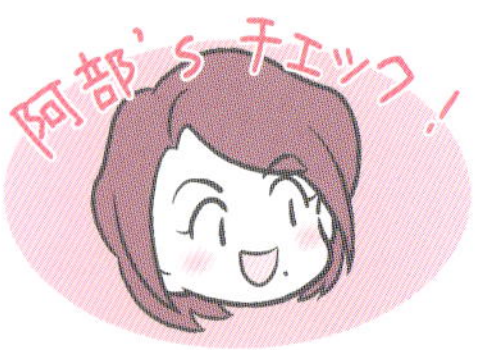


| | |
|---|---|
| 親しみやすさ | ★★ |
| ウンチク面（知識） | ★★★★★ |
| 実践面（技術面） | ★★★★ |
| 重厚感 | ★★ |

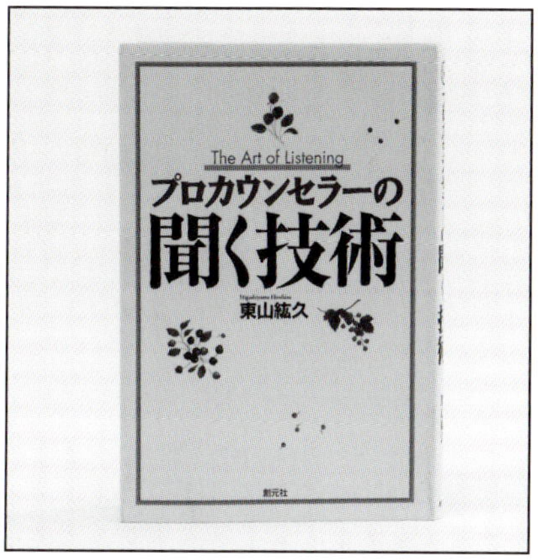


出版社名　創元社
定価本体　1400円（税別）

## プロカウンセラーの聞く技術

東山紘久・著

- カウンセリングとは、「何が問題か？」を探り、「どうしてうまくいかないのか？」を分析し、陥りがちなパターンを“診断”するものです。
- 「聞き手」のプロであるカウンセラーが、「聞く」行為のポイントをまとめた書籍です。
- 聞く時の心得を学べる一冊でしょう。

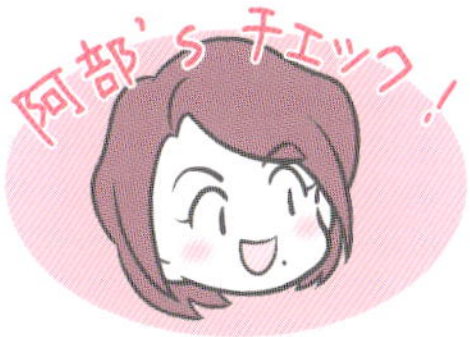


| | |
|---|---|
| 親しみやすさ | ★★ |
| ウンチク面（知識） | ★★★★ |
| 実践面（技術面） | ★★★★ |
| 重厚感 | ★★★★ |

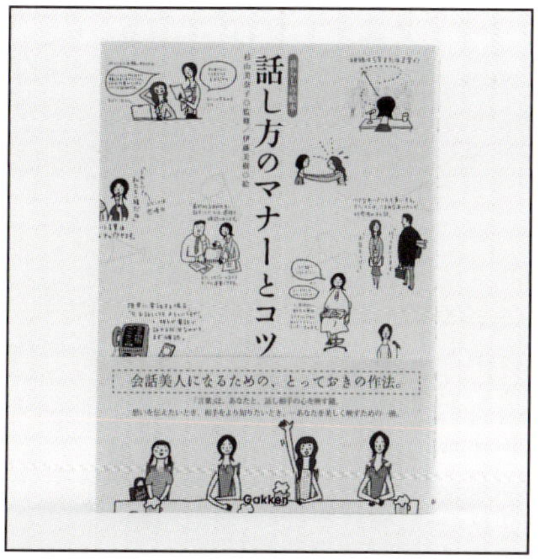


出版社名　学習研究社
定価本体　1200円（税別）

## 暮らしの絵本
## 話し方のマナーとコツ

杉山美奈子・監修、伊藤美樹・絵

- 『「話すこと」は自分自信の気持ちを見つめて、豊かにしていくこと』……とっても共感できました！
- 「素朴なタッチのイラスト」と「インパクトのある構成」で会話美人になるための『お作法』がまとまっています。
- いろんな場面で役立ちそうな内容を楽しく学べます。

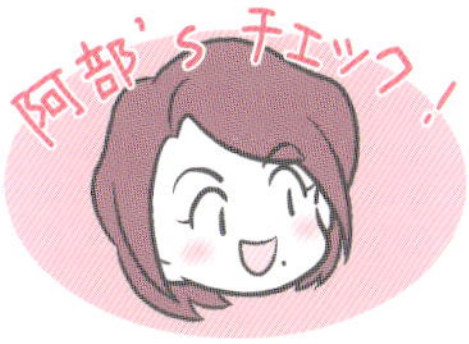


| | |
|---|---|
| 親しみやすさ | ★★★★★ |
| ウンチク面（知識） | ★★★ |
| 実践面（技術面） | ★★★★ |
| 重厚感 | ☆ |

## 相手の「本音」はどこにある？

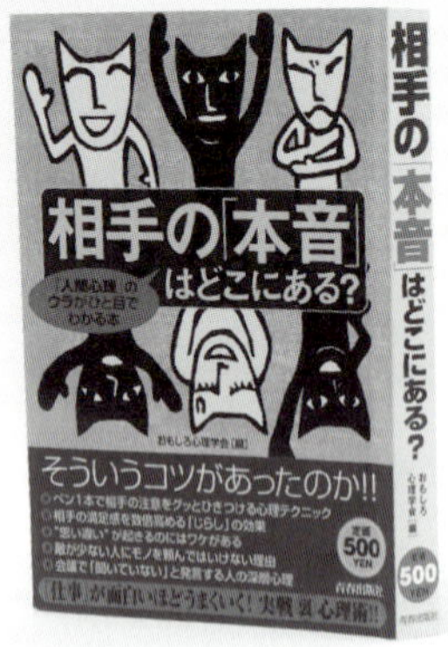


出版社名　青春出版社
定価本体　476円（税別）

おもしろ心理学会・編

- 相手の「本音」をキャッチしたい方にお薦めです。
- 信頼関係を獲得するためにポイントとなる行動を身につけたいとお考えの方にも役に立つ一冊です。
- 本来はビジネス界向けの実用書なので、歯科医院において想定できる状況にシフトさせながら読むと、大変参考になります。

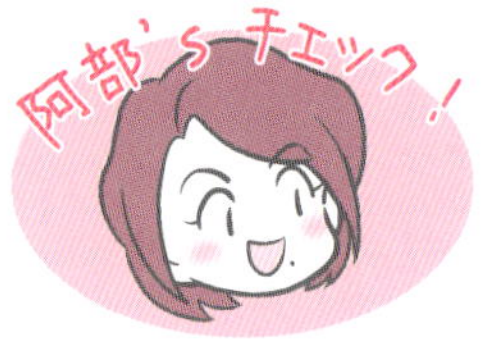


| | |
|---|---|
| 親しみやすさ | ★★★ |
| ウンチク面（知識） | ★★★★★ |
| 実践面（技術面） | ★★★★ |
| 重厚感 | ★★ |

### ティーブレイク・コラム
### 徹子の部屋は学びの部屋

「みなさん、こんにちは」と、今日も玉ねぎ頭のおば様が、上品なご挨拶をされます。

毎回多彩なゲストを迎えてのトーク番組「徹子の部屋」をご存知ですか？

コミュニケーションの勉強をする前は、「たまたまテレビをつけたときに放送していたから、なんとなく観た」という程度の印象しかない番組でした。しかしコーチングを学び始めたある日、黒柳徹子さんとゲストのトークに釘づけになりました。そこには、声のトーン・リズム・間の取り方から感じられる「とてもナチュラルなペーシング」がありました。ペーシングとは、話すスピード、声のトーンや大きさ、身振り、言葉遣い、雰囲気などを相手に合わせることです。ペーシングによって安心感と親密感を提供することができます。ゲストのペースに合わせてコントロールされている徹子さんのコミュニケーションスタイル、そのスマートさにビックリ！　ゲストの人柄や価値観に触れながら、ゲストの魅力を引き出し、ゲストが視聴者に伝えたいホットな話題（コンサートや舞台など）を上手にインフォメーションする構成にも脱帽でした。

同じように勉強になる番組が、明石家さんまさんの「さんまのまんま」です。コーチングの視点でご覧になってください！　「なるほど！」がいっぱい詰まっていますよ。

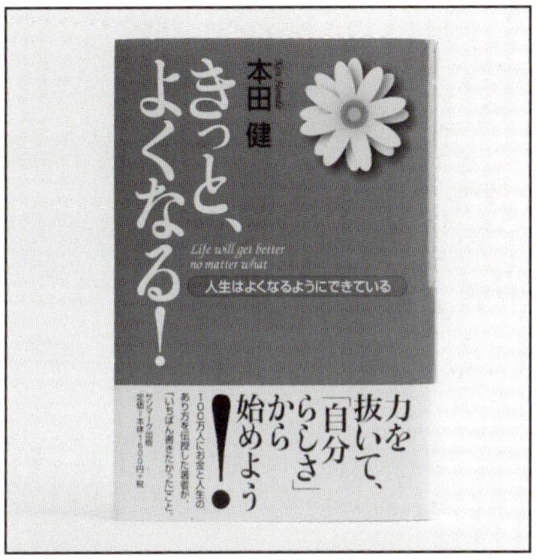


出版社名　サンマーク出版
定価本体　1600円（税別）

## きっと、よくなる！

**本田　健・著**

・「自信が持てない」「今のままでは嫌だけど、どうしようもない気がしている」そんな方にお薦め。
・筆者はコーチに薦められて読みましたが、「あきらめない勇気」をもらった気がしています。「自分のすばらしい未来を信頼する力」をくれる本です。

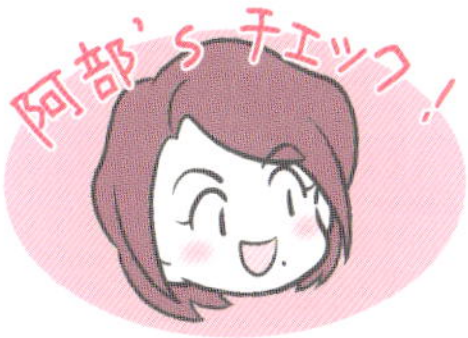


| | |
|---|---|
| 親しみやすさ | ★★★★ |
| ウンチク面（知識） | ★★★★ |
| 実践面（技術面） | ★★★★★ |
| 重厚感 | ★ |

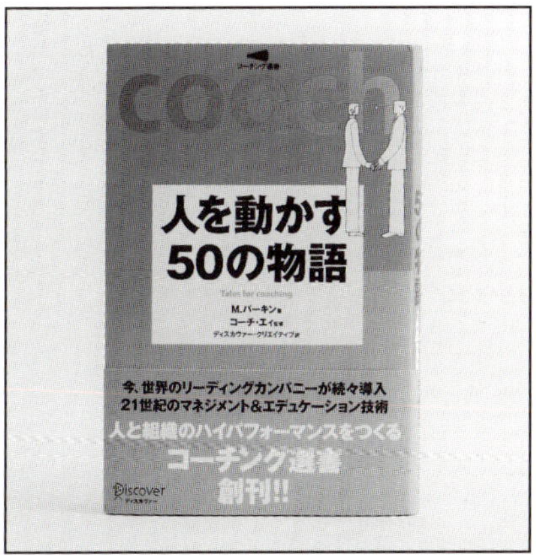


出版社名　ディスカヴァー・トゥエンティワン
定価本体　2000円（税別）

## コーチング選書　人を動かす50の物語

**コーチ・エィ・監修、M．パーキン・著**

・コーチングを学ぶ方法のひとつである「物語のスキル」を現代のビジネスシーンで活用する目的で書かれた書籍。
・「物語」と物語に込められたメッセージや知恵やその解説の「教訓」、理解を深める「質問」で成り立っている。
・興味や好奇心がかきたてられるユーモアとともに情報提供がされるので、「自ら考える機会」を楽しく体験できる。
・院内コーチングやセルフコーチングへ活用できる一冊。

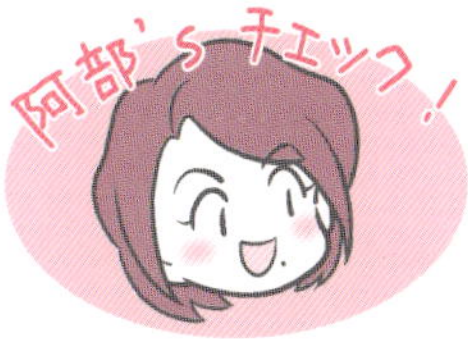


| | |
|---|---|
| 親しみやすさ | ★★★★ |
| ウンチク面（知識） | ★★★★ |
| 実践面（技術面） | ★★★★★ |
| 重厚感 | ★ |

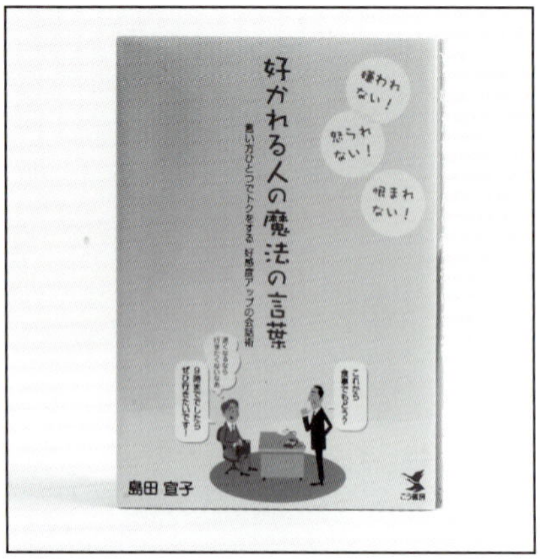


## 好かれる人の魔法の言葉
## 言い方ひとつでトクをする好感度アップの会話術

**島田宣子・著**

・「スマートなコミュニケーションのために言葉の工夫を知ることは大切！」とお考えの方にお薦めです。
・「好感度アップ」「世渡り上手」を意識しすぎている感じを受ける部分もありますが、「なるほど！」も満載です。
・「気楽にコミュニケーションのマナーを覗いてみよう！」とお考えのひとときに、お薦めします。

出版社名　こう書房
定価本体　1200円（税別）

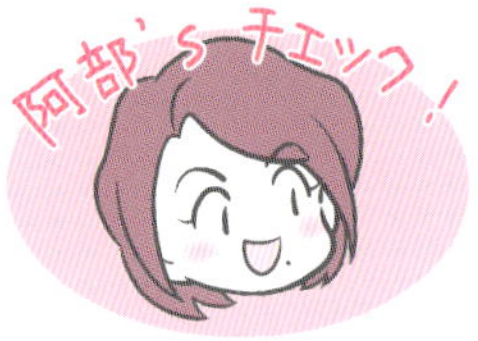


| | |
|---|---|
| 親しみやすさ | ★★★★ |
| ウンチク面（知識） | ★★★★ |
| 実践面（技術面） | ★★★★★ |
| 重厚感 | ☆ |

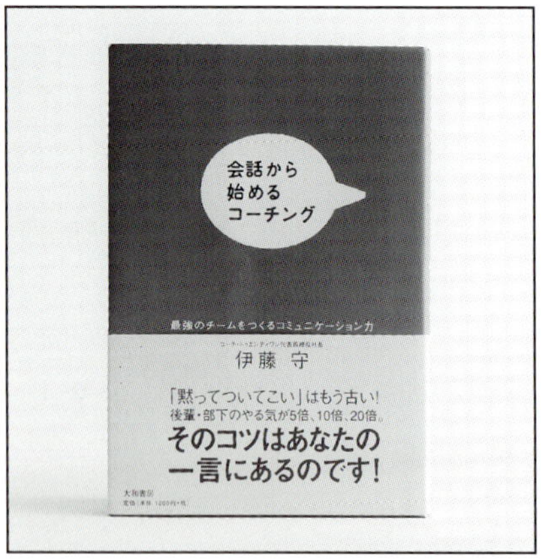


## 会話から始めるコーチング
## 最強のチームをつくるコミュニケーション力

**伊藤　守・著**

・コミュニケーションの場面で頭を抱えてしまう困りごとに、「なるほど！」を与えてくれる一冊。
・かわいいイラストとシンプルで端的な解説が、納得を導いてくれ、「さっそくやってみよう！」と感じられるヒントが満載です。
・できれば持っていて欲しい一冊です。

出版社名　大和書房
定価本体　1200円（税別）

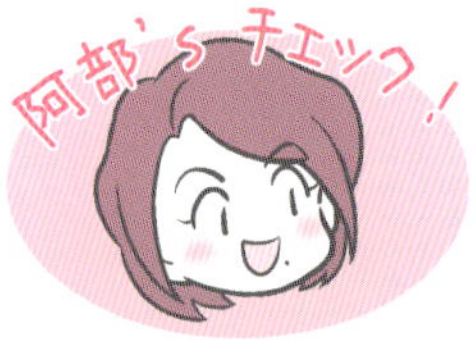


| | |
|---|---|
| 親しみやすさ | ★★★★★ |
| ウンチク面（知識） | ★★★★ |
| 実践面（技術面） | ★★★★★ |
| 重厚感 | ☆ |

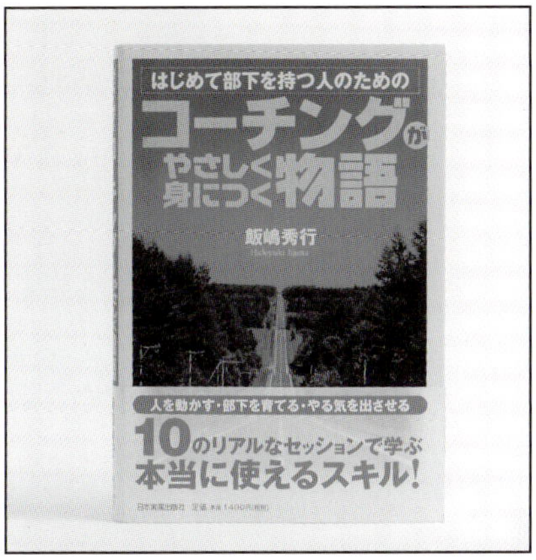


### コーチングかやさしく身につく物語

飯嶋秀行・著

・まったくの初心者がコーチング研修を重ねて基本的なスキルを確実に身につけていくストーリー。
・コーチングに初めて触れた時の戸惑いや失敗体験など、深く共感できる物語を読み進めていくうちに、大切なスキルを学習できるしくみになっています。
・ゆったりした時間に、小説でも読むような気持ちで手に取ると、栄養をたっぷり吸収できそうなお薦めの一冊。

出版社名　日本実業出版社
定価本体　1400円（税別）

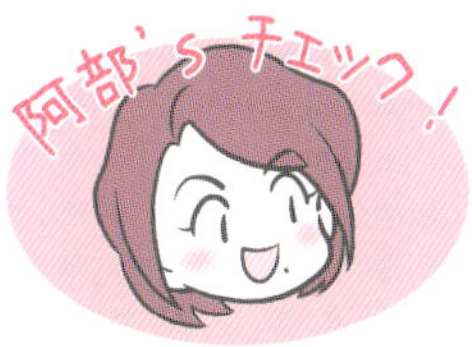


| | |
|---|---|
| 親しみやすさ | ★★★★★ |
| ウンチク面（知識） | ★★★★ |
| 実践面（技術面） | ★★★★★ |
| 重厚感 | ☆ |

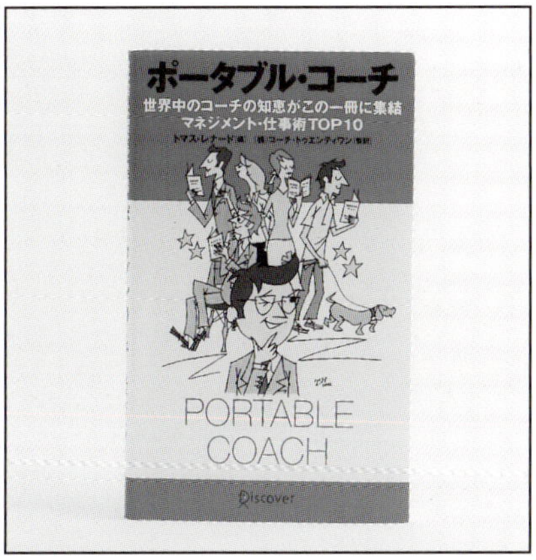


### ポータブル・コーチ

トマス・レナード・編、コーチ・トゥエンティワン・監訳

・コーチングの第一人者である編者がネットワークを活かして収集した情報からまとめられたビジネスの鉄則集。
・情報内容を吟味・厳選してTOP10形式にまとめているので、欲しいポイントを吸収しやすくなっています。
・コンパクトで簡潔なので、臨床の現場で、いつでも取り出して参考にできる一冊です。

出版社名　ディスカバー・トゥエンティワン
定価本体　1000円（税別）

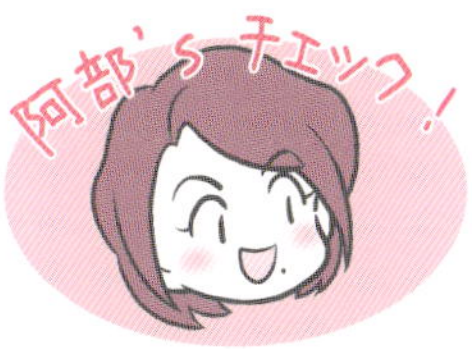


| | |
|---|---|
| 親しみやすさ | ★★★ |
| ウンチク面（知識） | ★★★★ |
| 実践面（技術面） | ★★★★★ |
| 重厚感 | ★ |

**【著者プロフィール】**

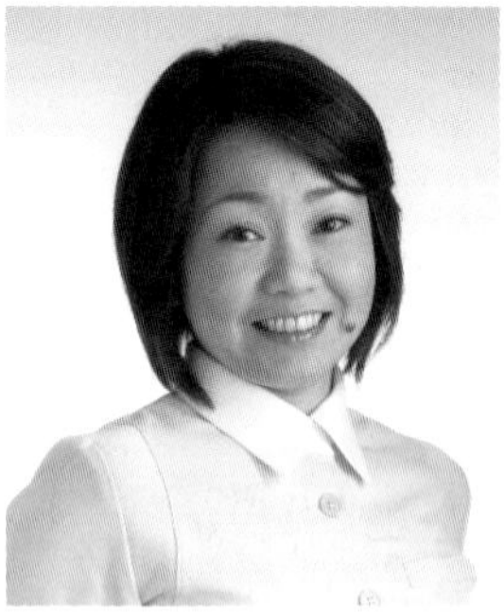

**阿部　恵（あべ　めぐみ）**

九州歯科大学歯学部を卒業後、1998年、大分県大分市内の「しんろう歯科医院」に副医院長として勤務。現在コーチングを主体としたセミナーを全国にて開催。コーチ21のCTPおよびCTI Japanにて研修中。

歯科衛生士のための話せる・わかりあえるコミュニケーション事始め

2007年3月10日　第1版第1刷発行

著　者　阿部《あべ》　恵《めぐみ》

発行人　佐々木　一高

発行所　クインテッセンス出版株式会社
東京都文京区本郷3丁目2番6号　〒113-0033
クイントハウスビル　電話（03）5842-2270（代表）
（03）5842-2272（営業部）
（03）5842-2275（ザ・クインテッセンス編集部）
web page address　http://www.quint-j.co.jp/

印刷・製本　横山印刷株式会社


ISBN978-4-87417-947-5　C3047

定価は表紙に表示してあります